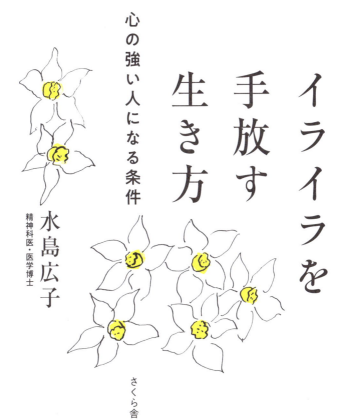

イライラを手放す生き方

心の強い人になる条件

水島広子
精神科医・医学博士

さくら舎

はじめに――イライラする自分を卒業する

イライラしないで生きていきたい、と思っている人はとても多いと思います。

そして、イライラしないための工夫を自分自身でしてみたり、「イライラしないための考え方」などを身につけようと本で学んだり人の話を聞いたりしてきた方も少なくないと思います。

それでも、なかなかうまくいかない、というのが現実ではないでしょうか。そして、そんな現実にイライラしているかもしれません。

「こんなふうに考えればイライラしない」というさまざまな工夫は、自分にある程度の冷静さが残っているときには有効です。イライラしないほうが望ましいということを私たちは知っているので、それができるときにはするのです。

しかし、どうにも自分をコントロールできない、というときこそが困ってしまうのですよね。

本書では、現象として起こってくる「イライラ」をどうするか、という表面的な話にとどまらず、そもそもイライラとは何なのか、イライラを根っこから絶つにはどうすればよいのか、という「深い話」を一緒に見ていきたいと思います。

すると、イライラをよく理解して根っこからの対応をしていくことが、結果として自分を力強い存在にしていく、という構造が見えてくると思います。

つまり、本書でお話しするレベルのことをよく考えて実践していくことは、単なるイライラ対策にとどまらず、生き方を変えることになるのです。

イライラするしかない、そしてそんな自分をどうすることもできない、という無力な存在から、自分の思い通りの人生を力強く生きていく人へ。

それが本書の本当のテーマです。

「そんなに深い話には関心がない。とにかく目先のイライラをどうにかしたい」という方も、「これを機に自分の生き方を変えてみたい」と思う方も、どちらにも本書がお役に立つことを願っております。

●目次

第3章　イライラしている自分は何者？

第5章　イライラ体質から脱皮する

イライラを手放す生き方

●心の強い人になる条件

第1章

自分でも気づかないイライラの正体

「イラッとする」と「イライラする」は違う

●どう違うのか?

私たちは生活上のいろいろな場面でイラッとすることがあります。

たとえば、コンサートに聴《き》き入っているときに誰かの携帯が鳴ったりすると、「どうして電源を切っておかないんだ」とイラッとしますね。

ここでイラッとするのは、人間としてごく当たり前のことです。「イラッとする」のは、**強い違和感を覚えるということ**。本来あるべき状態と違うことが起こると、違和感を覚えますから、イラッとするのです。

これは、人間が生き物である以上、当然の現象で、**心身を守るために備わった防御本能**とも言えるものです。「本来あるべき状態と違うこと」にセンサーが働かなければ、危険から身を守ることができないからです。

そのような状況でイラッとするのは、何かを踏んづけたときに「痛い!」と感じるのと同じこと。本来あるべき状態と違うことが起こったときに、なんのセンサーも働かなければ、心身を守ることができないのです。

こう考えてみると、イラッとするのは、ごく原始的な感情だということがわかります。「何かよくないことが起こっているかもしれない」と知らせてくる、身体に備わったセンサーなのです。それ自体に人格的な深い意味はなく、単なる原始的な装置にすぎません。

ですから、イラッとしたら、何が起こっているのかを確認し、なんともなければ安心し、改善が必要なことを見つけたら改善すればよいだけなのです。

「イラッとする」のは状況に対する原始的なセンサーなのですが、「イライラする」ということになると話は違います。イライラしているときというのは、自分の中で、その状況を何度も思い出したり、「どうしてあんなことが起こったんだ」と繰り返し考えたりしているものです。

たとえば、コンサート中、誰かの携帯に同じようにイラッとした人であっても、「まったく仕方がないなあ」「まあ本人が誰よりも赤面しているだろう」と思ってすぐにその感情を手放す人もいます。

一方、「コンサート中に携帯の電源を切るくらい、常識中の常識だろう」という思いをいつまでも抱え続けて、「いったいどういう神経をしているんだ」「大切なコンサートを台無しにされた」「あそこで携帯さえ鳴らなければ」と、いつまでもイライラし続ける、という人もいるのです。

後者は、「イライラの生産を自ら続けている」と言えます。

つまり、簡単に言えば「イラッとする」のは外からの刺激に対して起こる自動的な反応（「外から来る」と言ってもよいもの）、「イライラする」のは内から生み出される感情、ということになります。「イラッとする」ところまでは、人間が生き物である限り百パーセントは手放せない反応ですし、生き延びていくための反射神経のようなものですから、無理に手放す必要もないでしょう。

しかし、「イライラする」ことについては、選択の余地があります。**イライラにつながる思考を手放す、というもう一つの選択肢がある**のです。ここが、本書でお話ししていくポイントになります。


そうかわかった、ではイラッとしたあとにイライラしないように我慢すればよいのだな、と思った方がいたら、それはやめてください。

本書をよくお読みいただければその理屈がわかると思いますし、みなさんも経験からご存じだと思いますが、**イライラは我慢すると膨張《ぼうちょう》する感情**なのです。

我慢によって簡単にコントロールできるようなものなら、そもそも本書のような本はいらないはず。小さなイライラであれば、我慢しているうちに忘れてしまったり、他のことに注意が移ってどうでもよくなってしまったり、ということはあるでしょう。でも、それ以上のイライラについては、我慢によって簡単にコントロールできるどころか、かえって悪化するところに特徴があるのです。

●イライラしている人はイラッとしやすい!?

「イラッとする」のは人間に自然に備わった反応と言えるのですが、「イライラしている人はイラッとしやすい」という特徴もあります。

　なぜそうなるのかと言うと、**イライラしてばかりいると「イラッとする」センサーがずれてくる**からです。

「本来あるべき状態」と違うことが起こるとイラッとするわけですが、いつもイライラしていると、**「本来あるべき状態」の幅がだんだんと狭くなってくる**のです。つまり、現実に対する要求水準が高くなってくる、とも言えるでしょう。

　いつもイライラしているということは、「現実はこうあるべきではない」という思いをいつも抱えていること。すると、いつも抱えている「現実はこうあるべきではない」という思いに底上げされて、ちょっとしたことでも「これもおかしい」「まったく、理不尽《りふじん》なことばかり」と感じやすくなるのです。

イライラしていないときであれば「イラッとする」センサーが働かない程度のことであっても、イライラして「現実はこうあるべきではない」という思いを抱えているときには、何を見ても、「本来あるべき状態」と違う、という感覚が働きやすくなります。

つまり、「イラッとする」のは確かに原始的な反応なのですが、そのセンサーの「基本設定」がどこにセットされているかによって、「イラッとする」頻度《ひんど》や度合いが変わってくると言えます。

いくら原始的な防御反応とはいえ、ジャングルでサバイバル生活をしているわけではないのですから、「イラッとする」頻度もできるだけ減らしたいものですね。

「イライラ」を手放すことによって、「イラッとする」ことも必要最低限に減らしていくことができます。

▼我慢はイライラの大敵

イライラのもと①　現実を受け入れられない

●頭の中に「なんで？」が出てくると

よく、イライラは「思い通りにならないときの感情」と言われていますね。そして、イライラする人に対して、「なんでも思い通りになるわけではないのだから」などと教え諭《さと》して、「そんなのわかっている！」とますますイライラさせる……などということも起こります。

誰だって、なんでも思い通りにならないことくらいわかっている。そんなこともわからない人間だと思われているのか、と思うとイライラする。また、なんでも思い通りにならないことくらいわかっているのに、それでもイライラしてしまう「思い通りにならない自分」にもイライラする……という構造があるでしょう。

そもそも、「なんでも思い通りになるわけではないのだから」という言葉自体がネガティブで、なんだか生きる気力を減じる感じもしますね。

もう少し、建設的な見方をしてみましょう。

例：急いでいるときに限って人身事故などで電車が長時間ストップ

こんな状況では、最初に「人身事故でしばらく停車します」というアナウンスが入った時点で、「イラッとする」のは当然の反応でしょう。電車は時間通りに動くのが「本来あるべき状態」だからです。そして、それからも電車は停車を続けます。自分は急いでいるのに身動きが取れず、イライライライラ……ということになりますね。

こんなとき頭の中にはどんな思考があるでしょうか。

「なんでこんなときに限って」「なんでもっと早く修復できないんだ」「なんでもう一本早く乗っておかなかったんだろう」「なんで最近の世相はこんななんだ」……と、その思考は基本的に「なんで？」だと思います。

「なんで？」は、現実を受け入れられないときの感じ方。「なんで現実はこんななの？」ということだからです。

その根本にある思考は、「現実はこうあるべきではない」ということ。イライラと「なんで？」は双子のような関係にあると言えますが、**イライラとは、現実を受け入れられないときに感じる感情**なのです。

先ほど「イラッとする」ことと「イライラする」ことの違いについてお話ししましたが、「イラッとする」ことも、「本来あるべき状態」と違うことが起こったときの「なんで？」という反応だと言えます。

急いでいるのに電車が長時間ストップ、というときには、多くの人の頭の中に「なんで？」という反応が起こるでしょう。つまり、イラッとする、ということです。

しかし、その後の経過は人それぞれ。「イライラし続けても電車が動くわけではないし」「今自分にできることは、携帯メールで必要な連絡だけして、あとは本でも読んでこの時間をつぶすことだな」「電車が動いたら急いでいろいろ片づけなければならないから、今はリラックスして英気を養おう」などと考えることによって、イライラを手放している人もいます。

このような人たちは、「まあ、現実とはこんなもの」と受け入れているわけですが、それは「なんで？」に対して自ら出した答えだとも言えますし、「なんで？」という問いそのものを手放した、と見ることもできます。いずれにしても、「なんで？」から自由になっているのです。

一方、**いつまでも「なんで？」に引っかかっていると、イライラが次々と生産されて止まらない**……ということになってしまいます。

コンサート中に誰かの携帯が鳴ったときも、「なんで?」を抱え続けるとイライラが続きますが、「まあ、誰にも間違いはあるから」と「なんで?」に答えを出したり、「本人が誰よりも恥《は》ずかしかっただろう」と「なんで?」をやめることでイライラを手放すことができるのです。

●現実をコントロールできないとき

現実は、ただ受け入れるだけの対象ではなく、主体的に関わっていくこともできます。そこにも、イライラに関する一つのキーワードがあります。

例：おしゃべりしながら広がって道をふさぐ集団に出くわす

「本来あるべき状態」とは、「道はスムーズに歩けるもの」「道を歩くときはまわりの人に配慮するもの」というところでしょう。それと違うことが起こっているのですから、その存在を発見したときはイラッとしても不思議はありません。

ただ、このような状況に直面したときに、「失礼しますよ」などと言って軽やかに抜かしてしまい、イライラしない人もいます。「失礼しますよ」と言えば、相手は「すみません、気づかなくて」と謝ってくれることもあり、そんなときにはイライラどころか、温《あたた》かいやりとりができて、「人間っていいな」という気持ちにすらなりますね。

イライラするのは、そんなこともできずに、集団の後ろをただついて歩かなければならないようなケースだと思います。

つまり、**イライラには、「現実をコントロールできない」という要素も含まれる**のです。これが「思い通りにならない」などと一般に言われる部分に近いのでしょう。

「本来あるべき状態」と現実が異なっているとき、自分が関わることでそれを是正《ぜせい》することができれば、イライラどころか達成感を得ることもできるはず。

ですから、イライラするのは、現実が「本来あるべき状態」にないということによるだけでなく、それを自分でコントロールできない、というところにもポイントがあると言えます。

例：話し合いをしたいのに、相手が聴く耳ゼロのとき

こんな例は、まさにコントロールできない典型ですね。人の話は一応聴いてみる、というのが「本来あるべき状態」なのですが、それすらやってくれないというのでは、まったく歯が立たず、そんな現実をどうすることもできなければ、イライラしても当然でしょう。

イライラは自分がコントロールできないときの感情、と言われると、「コントロールできないわけではない。言えば相手が態度を改めるのはわかっている。でも、いちいち指摘しなければならないという現実に、イライラする。言われなくても自分から気づくべき」と思う人もいるでしょう。

これは一見、コントロール可能なのにイライラしているかのように見えますが、じつは違います。このとき頭にある「本来あるべき状態」とは、「いちいち言われなくても自分から気づいて態度を改める」「もともとそういう態度をとらない」といったもの。ですから、「言えば変わる」ということだけでは、コントロールできない感覚は変わらないのです。

> 例：仕事帰りにスーパーで買い物をして、仕事用のバッグと重いエコバッグの二つを持ち、自宅の前でなかなかカギが出てこなくて、バッグの中をさぐっているとき

このような例ではかなり明らかですが、イライラというのは、基本的に「困っている」ということを示す感情です。物事を自分が思う方向にコントロールできないのですから、確かに困っていると言えますね。イライラを「困っている」感情と見ることは、とても重要な認識で、イライラからの解放につながっていきます。これは、あとでさらに見ていき

ます。

●コントロールの仕方は現実を変えることだけではない

「本来あるべき状態」ではないことが起こっていて、それをコントロールすることができないときにイライラを感じるわけですが、「コントロールの仕方」はさまざまです。

もちろん、先ほど挙げた例のように、道をふさぐ集団を抜かしていく、などという現実的なコントロールもあります。

しかし、コントロールというのは、なにも「起こっていることを実際に変える」という形をとるだけではありません。

たとえば、コンサート会場で誰かの携帯が鳴った、というときに、頭の中で「いちばん恥ずかしいのは本人だろうなあ」と考えることも、一種のコントロールです。起こったことを自分なりに考え、「まあ、許容範囲のこと」という位置づけにコントロールしていると言えるからです。

つまり、「コントロール」の本質は、相手を思い通りに動かすことそのものにあるわけではない、ということがわかります。

その本質は、「自分が主体的に関わること」。起こっていることそのものを変えるにしろ、自分の頭の中の考え方を変えるにしろ、何かしら自分が主体的に関わって、自分にとってよい状況をつくり出すことが、ここで言う「コントロール」の本質なのです。

こうやって見てくると、イライラの正体がわかってきます。不満足な現実を与えられたとき、それに対して主体的に関わって自分にとってよい状況をつくり出せない、受動的な無力感と関係がある感情、ということですね。

イライラ脱出の一つのキーワードが「主体性」であることは、あとでさらに詳しくお話ししていきます。

●ペースの違う相手に対して

「本来あるべき状態」というのは、必ずしも客観的な真実というわけではなく、多分に自分自身の事情を反映したものです。

例：回りくどい話をされるとイラつく

話の「回りくどさ」というのは、要は話し方のペースの違いだと言えます。ある人にとってはてきぱきと話をすすめるのが適したペースであっても、いろいろと回りくどい要素を加えながら話すペースが適している人もいます。

しかし、相手の話の回りくどさを「ペースの違い」として見る人はおそらく少数派で、「どうしてこの人はもっと要領よく話せないのだろう」と、「本来あるべき状態（要領よく話す）」ができていない、と感じる人のほうが多いと思います。

つまり、「本来あるべき状態」というのは、かなり主観的なものだということなのです。

私たちは自分のペースを「本来あるべき状態」だと思って暮らしていることが多いですから、自分とペースが合わない人を見ると「なんであんなにのんびりしていられるの？」「なんであんなに急《せ》かすの？」と感じがちです。これはまさに、「『本来あるべき状態』と違うことが起こっている」と感じられている、ということ。

「自分はマイペース人間」という意識が徹底している人は、自分のペースが必ずしも万人にとって「本来あるべき状態」とは言えない、ということが自覚できています。ですから、ペースの違う相手と一緒になっても、「なんで？」が出てこない（むしろ相手のほうが一般的なのだろうと思える）ので、あまりイライラしないですむのです。自分について知るということは大きな意味を持つのですね。

ここで見たように、「本来あるべき状態」と感じられるものが、**じつはかなり主観的なものだという理解**は、イライラに取り組んでいく上でとても重要ですので、よく覚えておきましょう。もちろん法律などで決まっているものはそれなりに客観的な「本来あるべき状態」なのですが、これも人々の意見の総体として決められるもの。つまり、主観の平均値と言うこともできるのです。

「本来あるべき状態」が主観的なものだというのは、いろいろな領域について言えることです。

例：スポーツ解説で、「いいですね」「期待できます」としか言わない解説者

こんな解説者を見てイライラする人にとって、解説者の「本来あるべき状態」は、「素人には気づかない、プロならではのコメントをすること」となるでしょう。その「本来あるべき状態」とは違うことが起こっていて、自分ではどうにもコントロールできない（映像で見るスポーツ解説者をコントロールすることなどできませんね）、ということになると、やはりイライラします。

同じ解説者を見ても、「まあスポーツ解説者とはそんなもの」と、もともとその期待値が低い人や、そもそも解説に関心がない人は、イライラすることもないでしょう。

ここでも、スポーツ解説者が「やるべきこと」の定義、つまり「本来あるべき状態」がかなり主観的であることがわかります。人によって「本来あるべき状態」と感じる内容や、感じる強さが違うということなのです。この「主観性」も、イライラ解決のカギにつながっていくものですから、あとでさらにお話ししましょう。

ちなみに、映像で見る解説者を直接コントロールすることはできませんが、仲間内で、「この解説者、いつもこればっかり」と大笑いすれば、イライラが吹き飛ぶということもありますね。

こんなときには、「笑い飛ばす」という形で事態をコントロールしていると言えるでしょう。無能な解説者の一方的な被害に遭《あ》っているのではなく、笑いの対象として主体的に題材にすることができているからです。

●マナー関連のイライラが多い理由

イライラする状況についてのアンケートなどを見ると、公共の場での他人の振る舞いについて、というものがかなり目につきます。

例：レジの支払いで、後ろが詰まっているのにのんびりしている人

こんなときにも、イライラする人は多いでしょう。

「レジの支払いで、後ろが詰まっているときには、それなりに配慮してきびきびと行動す

べき」「人はもっとまわりの状況に敏感でいるべき」などという「本来あるべき状態」と違うことが起こっているからです。そして一般に、こういう場での他人の行動はコントロールの範囲外にありますので、「コントロールできない感」でいっぱいになり、ただイライラし続けるだけ、ということにもなってしまいます。

レジの支払いのときなどは、直接自分にその被害が降りかかってくるのでわかりやすいでしょう。しかし、マナー関連のイライラは、そうでない場合にも起こります。

例：エスカレーターの歩行者優先側に立って流れをさえぎる人

自分がエスカレーターの片側を急いで通りたいときに流れをさえぎられれば、まさに「イラッとする」状況ですし、「すみません、急いでいるので失礼します」などと言うことでその状況をコントロールできないのであれば、イライラするでしょう。

しかし、別に自分は急いでおらずエスカレーターに立っているだけ、という場合でも、このような人を見るとイライラするときがあります。

これは、「そんな人が世の中に存在している」という事実が、「本来あるべき状態」とは違うために起こってくる、と言えるでしょう。つまり、マナーとして当然守るべきことが守られていないと、自分に直接害が及ばない場合でも、イライラするのです。

実際に、マナー関連のイライラは多いものです。

例：電車内で座席を詰めない、足を広げる、化粧する、混雑した車内で座席に荷物を置いてどかさないなどのマナー違反をしている人

そもそもマナーとは「本来あるべき状態」のことですから、それが満たされていないとイライラにつながるのは当然とも言えます。「本来あるべき状態」をつくるために、みんなが多かれ少なかれ努力をしているわけです。

マナーの「べき」の場合、さらにそこに「お互いさま」「譲《ゆず》り合い」という意識があるために、「本来あるべき状態」からの逸脱《いつだつ》がよけいに気になるものです。

マナーというのは、みんなが協力し合って気持ちのよい生活空間をつくるための仕組み。「全員野球」でないと意味がないのです。ですから、それを乱そうとする人には、敏感に反応するのもおかしくありません。

また、マナーには「我慢」という要素がつきまとう人も多いはずです。本当は違う振る舞いをしたいのに、マナーだから、と我慢しているのです。

自分が好きでやっている場合は、他人がやっていないからイライラするということはな

いと思いますが、自分が我慢してやっていることを他人がいとも簡単に蹂躙《じゅうりん》してしまうとイラッとしますし、「なんであんなことができるの？」「どういう神経をしているの？」「ああいう人がいるから世の中がおかしくなるのだ」などという思考が生産され続けるとイライラが止まらない、ということになります。

▼現実をコントロールできればイライラを手放せる

イライラのもと②　衝撃

●些細なことにも警戒心

「イラッとする」というのは、衝撃への反応とも言えるものです。急いでいるときに「電車が止まる」というニュースを聞くことは、衝撃的でしょう。

「今日は台風だから電車が止まる可能性がある」と聞かされているときに電車が止まっても、「やっぱり」と思いますから、その衝撃度は低いでしょうが、一般に、人身事故で電車が止まるなどというのは、まったく予期していなかったときに起こること。

「本来あるべき状態」からの逸脱が、無防備なときに起こるわけですから、もちろん衝撃をもたらします。そんなふうに、**「イラッとする」ときには、多かれ少なかれ、そこに何らかの衝撃的要素があるもの**です。

マナー関連のイライラが多いのは、それが衝撃とともに始まることが多い、というのも一因です。一般に、マナー関連のイライラは、「え？」と思うような相手の言動がきっかけとなるものです。そして、「え？」と思うことは、一種の衝撃です。

マナー通りのことを完璧にできるかどうかは別として、みんなが「できるだけ守るべき」という感覚を共有している、ということがマナーの暗黙の前提になっています。ですから、仮にマナー通りにできない人がいたとしても、それを恥じている様子が見られれば、それほど衝撃は受けないものです。

しかし、「できるだけ守るべき」ことを平気で破る人を見ると、「なんて非常識なの！」「社会人としてあり得ない！」と衝撃を受けてしまうのです。

衝撃は、ボディブローのようなもの。**人間の心身は、衝撃を受けると、「もう二度と衝撃を受けたくない」モードにシフトします。**これは生き物としての人間に起こる当然の防御反応であるとも言えます。衝撃ばかり受けていたら、心身が持たないからです。

「もう二度と衝撃を受けたくない」モードの基本は、警戒態勢。警戒していないと、いつまた衝撃を受けるかわからないからです。そして、何であれ、自分の安全を脅《おびや》かすものを排除したい、という思いは、ピリピリした状態をつくります。

普段だったら気にしないレベルの些《さ》細《さい》なことでも、警戒心が働きます。つまり、イラッとしやすくなるのです。

これは、いろいろな人やものを「自分に衝撃を与えるのではないか」というメガネで見るようになる、という現象だとも言えます。

「レッテル貼り」も、そんな現象の一つです。

「え？」と思うような言動をとる人を見て衝撃を受けると、「どうせこの人のことだから、またひどいことをするのだろう」「どうせこの人のことだから、心の中では違うことを考えているのだろう」というような思いを抱えるようになることが少なくありません。

「ひどい人」というレッテルを貼るようになるのです。つまり、自分に衝撃を与えた人を「要警戒人物」として分類する、ということです。

これは、さらなる衝撃を避けるためにはある程度有効です。常に警戒的な目で見ていれば、何かがあったときにも備えていられるからです。

しかし、そのような目を維持するのは、かなりのストレスにつながるものです。ずっと警戒しているのも疲れますし、そんな目で相手を見ていると、実際には相手がそんなつもりで行動していなくても、ひどいことを企《たくら》んでいるように見えるからです。

相手が善意でしてくれたことであっても、「また自分を陥《おとしい》れようとした」「また事態を混乱させようとした」というふうに見てしまうのです。

もちろんそのたびにイラッとするでしょうし、「どうせこの人のことだから」という思いは、イライラという基本姿勢をつくります。その人が何かをしたわけでもないのに、存在自体がイライラする、などというのは、そんなケースです。

こんなときには、本来感じなくてよいはずのストレスを自分で生み出していると言えますね。

▼衝撃を避けるためにしていることがストレスに

イライラのもと③　自分の領域を侵害される

●繰り返されるイラッには

例：目の前を小バエがしつこくウロウロしっぱなし。しかも抹殺《まっさつ》に失敗する

これは小さなことなのですが、確かにイライラしがちですね。

私たちにはいわゆる「パーソナルスペース」（自分の空間）がそれなりに必要で、そこを侵害されるとイライラします。視野に小バエがしつこくウロウロする、というのはまさに「パーソナルスペース」の侵害。そんなことが起こらないのが「本来あるべき状態」ですし、その事態をコントロールできない、という中でイライラは完成していきます。

このケースでは、「いったいこの小バエはなんなんだ」という思考によってイライラが生産されている上に、抹殺に失敗するたびにイラッとすることが連続し、それがさらにイライラを増す、という構造になっているのでしょう。

今度こそ抹殺してやる、と思ったときにそれに失敗するのは「イラッとする」体験になりますから、それが繰り返されるのは仕方のない反応だとも言えます。しかし、ここまで

繰り返し「イラッとする」ことが起これば、そこにパターンを見いだして、思考のレベルで対応していくことも可能でしょう。

「蚊でもないのだし、刺されるわけでもないから、離れるまでは仕方ないだろう」「まあ小バエの抹殺は案外むずかしいものだから、失敗するほうが当然。うまくいったら奇跡的だと喜ぼう」というくらいの気持ちになれれば、「今度こそ抹殺してやる」という思考自体を手放すことができるでしょう。

「イラッとする」ことは確かに反応なのですが、同じパターンが繰り返されるのであれば、イライラと同じく、思考のレベルで対応していくことも可能なのです。

●決めつける人、なれなれしい人は領域の侵害者

小バエと同じような現象が、人間関係においても起こります。それは、自分の心の領域を侵害される、という形で起こってきます。

私たちはそれぞれが事情を抱えた人間です。持って生まれたもの、育った環境、身近にいた人たちの性格や価値観、現在置かれている状況、今日の体調や機嫌など、自分にしかわからない事情がたくさんあります。私たちの価値観はその中でつくられますし、何かの行動を選択したり、何かを感じたりするのも、それらの事情を反映したものです。

しかし、「決めつけ」は、そういう事情を無視しておこなわれるもの。人にはそれぞれの事情を反映した「自分にしかわからない領域」があって、その境界線はきちんと守るのが「大人の関係」。それを踏み越えてこちらの領域に入りこんでくるというのは、「本来あるべき状態」からの立派な逸脱です。

何かを決めつけられると「イラッとする」ものですが、突然自分の領域を侵害されるのは衝撃的なことですから、当然だと言えます。

そして、「なんであんなふうに決めつけられるの？」「人のことを何も知らないくせに……」「自分のほうこそ……」などという思考が繰り返し浮かぶと、イライラが続いていきます。

決めつけは、領域の侵害。それでも、それを「勝手に決めつけないで」「私の自由でしょ」「よけいなお世話」などと言ってコントロールできるのであれば、まだイライラしないですみそうなものですが、一般に、決めつけは「正論風」におこなわれることが多いもの。言い返そうとしても「常識的には……」「普通は……」と反論されてしまい、簡単にコントロールすることができないものです。それでイライラが増してしまうのです。

例：無駄に手をつないだり、肩に頭をもたれかけたりする友だち

妙になれなれしい人や、物理的な距離が近すぎると感じる人にもイライラすることが多いですが、これもまさに自分の領域を侵害されるから。関係性によって、距離感についても「本来あるべき状態」があります。

しかし、親しくしたがっている相手に対して「手をつながないで」と振り払うことも人間関係としてはむずかしいですから、状況をコントロールすることもできず、イライラして当然ですね。

例：「私って、○○じゃないですかー」と同意を求める話し方をする人

人の話に対してどう感じるか、どう反応するかは本来完全にこちらの自由のはずなのですが、同意を求められる、つまり、**反応の仕方をコントロールされるのは、領域を侵害されているということ**になり、「本来あるべき状態」からの逸脱です。

また、こういう状況も「あなたのことには関心がないのでわかりません」などと突き放すのがむずかしく、不本意であっても同意しつつ聴かなければならない、という点でコントロールがむずかしいですね。

例：自分の意見を「人ってさ～○○じゃん？」と、人類規模に広げる人

これはまさに、こちらの領域どころか、あらゆる人の領域に土足で踏みこむような態度。その人の感じ方はその人の感じ方にすぎず、それをあらゆる人の感じ方のように広げている時点で、「本来あるべき状態」からの逸脱ということになります。

でも、言い返すとつまらない議論に陥《おちい》り面倒なことになるので、やはりコントロールはむずかしいものです。

じつは、**へりくだりすぎの人にイライラする**理由も同じです。

「無意味な謙遜《けんそん》」というのも、じつは「領域の侵害」と考えることができるのです。相手に謙遜されてしまうと、どうしてもこちらは「いえいえ、そんなことはありませんよ」と言わなければならない雰囲気になってしまいます。

相手が「私は本当にだめな人間なんです」と言ったときに、「ああ、そうなんですか」などと軽く流すことはできませんよね。

つまり、こちら側の反応を強要されているようなもので、「いかに反応するか」という、本来こちら側の領域に属するテーマを侵害されている、ということになります。

これも「本来あるべき状態」からの逸脱で、かつ、「あなたの謙遜は嫌みですよ」などと言ってコントロールすることもできず、ということで、イライラを生む原因となります。

案外多いのが、ネガティブな人にイライラする、というケースです。他人に対してネガティブなことばかり言うのは、「悪口ばかり言っている」ということですから「本来あるべき状態」からの逸脱として不愉快になるのはわかりますが、自虐的《じぎゃくてき》なネガティブさにもイライラする人は多いものです。

特に最近よく聞くのは、ブログやＳＮＳなど、ネット上に書かれた自虐的なコメントに対するイライラです。

人が自分のことを自虐的に語るという現象のどこがイライラにつながるのか、というと、やはり、これも「領域の侵害」の一つの形なのだと考えられます。ある人を見てどう感じるかというのはそれぞれの自由であり、それぞれの領域の中の話。しかし、「社畜な俺」などと決めつけられてしまうと、本来違う感じ方（あなたの状況はまだましなほうだ、そういう自虐的な言い方は自分を傷つけるからよくない、など）をするかもしれない自分の領域を侵害されたように感じられるのです。

「自分は社畜のような気がしてしまう」というのであれば、イライラ度はぐっと低くなります。決めつけではなく、その人自身の感じ方にすぎないということが明記されていれば、領域侵害にはならないからです。

▼正論風でも自虐的でも「決めつけ」はイライラの種

イライラのもと④　不安

●不安があると「べき」がきつくなる

じつはイライラと不安には深い関連があります。多くの場合、イライラがあるところには不安を見つけることができます。

まず、「本来あるべき状態」からの逸脱が、自分の不安を喚起する方向である場合には、イライラも強まり、より切実なものになる、という傾向があります。

例：歩きたばこ。それもたばこを持った手を振って歩く人
例：傘《かさ》をさしていないときに、傘の先を気にしない人

これらはいずれも、「見ているだけで危ない」というケースですね。見ているだけで危ない、というような状況では、それだけ、「本来あるべき状態」の重要度が増します。「本来あるべき状態」が安全と関連してくるからです。

どうしても現実を「本来あるべき状態」に戻したい。でも、関係性上、それができない。そんなときにはイライラし続けることになります。

頭の中にある「なんで?」は、「なんで歩きたばこの危険性に気づかないのだろう」「なんで傘の先が人に刺さることを想像できないのだろう」などというものでしょう。

例：咳《せき》やくしゃみをするときに、手で押さえない

これも、マナーの問題であると同時に、「自分に飛んでくるのではないか」という不安を喚起しますので、よけいにイライラするはずです。自分に飛んでくると、不潔だということもありますし、場合によっては風邪が移ることもあるのですから、やはり安全に関わる問題となります。

気軽な友だち関係などで「やだ、手で押さえてよ」などと簡単に言えるのであれば、イライラしないですませることも可能でしょう。「まったくずぼらなんだから」と笑って終わらせることすらできるかもしれません。

でも、仕事上の関係者など、指摘することがむずかしい相手だと、自分はずっと「危険」にさらされることになり、それをコントロールできないわけですから、とてもイライラするはずです。

他の「本来あるべき状態」からの逸脱であれば、考え方一つで「まあ、気にしないようにしよう」とすることも可能なのですが、実際にそこに危険がある場合には、「気にしな

い」というわけにもいきませんね。

イライラは困っているときの感情、ということを24ページで見ましたが、危険をともなう場合には「困っている度」が高くなりますから、それだけイライラもひどくなるはずです。

もう一つ、より本質的なのは、不安がイライラのエネルギーを供給する、という側面です。

なんだかイライラする、というとき、じつはいろいろと生活の中に心配事があって、それらの不安が解消しないことにイライラしている、ということもあるものです。

普段だったらたいしてイライラしないようなことにもイライラしがち、というようなときがありますが、そんな状況の自分を振り返ってみると、じつは仕事の締め切りが気になっている、子どもの成績が気になっている、というような別のテーマが見つかるときもあります。

これは、「締め切りに間に合わなかったらどうしよう」「子どもの人生がこのままうまくいかなくなったらどうしよう」という不安がある、と言える状況です。

このような不安があると、「べき」がきつくなります。「べき」で現実を縛《しば》りたくなるのです。仕事の締め切りや、自分ではどうしようもない家庭の事情などでただでさえ不安が強まっているときには、自分をこれ以上不安にさせないために、物事はこの範囲に収まってほしい、という思いが、強い「べき」となるのです。

そして、その範囲に現実がおさまっていないと、とてもイライラしますし、自分の「べき」を他人にも押しつけがちになってしまいます。

つまり、「べき」のエネルギーは不安がつくると言っても過言ではないのです。

●完璧主義の人はイライラしがち

完璧主義の人がイライラしがちなのも、不安がエネルギーである場合が多いものです。じつは、完璧主義、つまり、「完璧にできるべき」という考え方は、「本来あるべき状態」の範囲が「完璧」というところまで狭まったもの、と言えます。

そして、完璧主義というのは、基本的には不安に基づくものです。「どこかまだ不十分なところがあるのではないか」「失敗したらどうしよう」という不安が、完璧主義をつくっていくからです。

完璧主義の人はイライラしていることが多いものです。自分にも他人にもイライラを向けている姿をよく目撃するのではないでしょうか。

完璧主義の人にも多いのですが、人に任《まか》せるのが苦手《にがて》な人は少なくありません。なんでも自分で抱えこもうとし、やむなく人に任せる形をとっているときでも、そのやり方を細かく見てはイライラしていたりするものです。

人に任せるとイライラする、というのも、そのエネルギーは不安。「人に任せたりして、うまくできるだろうか」ということが不安なので、イライラするのです。相手は相手のペースでやっていて、今は抜けているところでもあとでちゃんと手をつけようとしている、というような場合でも、「今ここができていない！」と「本来あるべき状態」とは違うところを見つけて、いちいちイラッとしたりします。

「本来あるべき状態」というのはかなり主観的なもの、ということを27ページでお話ししましたが、まさにそんな話ですね。

これは単なる仕事の手順の個性であったり、ペースの違いであったりするのですが、「本来あるべき状態」からの逸脱と感じられるので、イラッとしてしまうのです。そして、その状態がなかなか改善されない（相手が自分の思った通りに動いてくれない）と、イライラを抱えこむ、ということになります。

イライラのもと②で「衝撃」を見ましたが、「二度と衝撃を受けたくないモード」のイライラも、そのエネルギーは不安です。衝撃を受けるのが怖いので、ピリピリしているのです。「もう衝撃はない」と安心できれば、そのイライラは消えるはずです。こんなふうに、イライラと不安にはきわめて深い関係があります。

▼不安はあらゆるイライラの源になる

イライラのもと⑤　疲れ、体調の悪さ

●疲れやコンディションの影響力

　疲れているとイライラしやすい、ということは多くの人が感じていると思います。あるいは、猛暑日には意味もなくイライラする、ということもありますね。

　案外知られていないのですが、うつ病のときの症状の一つに「イライラ」があります。うつ病というと元気がなくしゅんとしているイメージかもしれませんが、じつはイライラして人に当たったりしている場合も少なくないのです（そしてもちろんうつ病の人ですから、自分を責める気持ちは強く、イライラして他人に当たる自分のことを責めています）。

　うつ病は心身のエネルギーが枯れ果てた結果の病気だと言うことができますが、エネルギーが十分にあれば、ある程度「本来あるべき状態」とは違うなと感じても、「まあそんなこともあるだろう」と許容することができます。これは、「本来あるべき状態」の再設定が自分の中でおこなわれたと言うこともできるでしょう。

　あるいは、多少はイラッとしても、自分の中で考え直して、イライラへと移行しないように、自分でコントロールすることもできます。

いずれも、「考えるエネルギー」によるものだと言えるでしょう。

しかし、エネルギーがなくなってしまうと、「考えるエネルギー」もなくなってしまいますので、許容することも、感情をコントロールすることもできなくなる、と考えるとわかりやすいと思います。

うつ病のときだけでなく、疲れているとき、猛暑で全体に消耗しているときなど、自分のコンディションが悪いときには、やはり許容したり感情をコントロールしたりするエネルギーが減ると言えます。ですから、コンディションがよければ耐えられるような「本来あるべき状態」からの逸脱に耐えられず、イライラし続ける、ということになってしまうのです。

▼疲れで「イラッとする」センサーが敏感になる

イライラのもと⑥　イライラする自分

●イライラの複合汚染が発生⁉

イライラを考える際に、案外無視できないのが、「イライラする自分に対するイライラ」です。

例：子どもの些細なことにイライラする自分にイライラする

イライラする自分を好きな人は、ほとんどいないはず。些細なことにイライラする自分のことを、「人間として小さい」「人間ができていない」「心が狭い」などと感じている人は多いものです。

そして、イライラする自分にイライラする、という現象も珍しくありません。それは、「これしきの些細なことではイライラしない」というのが、人間としての「本来あるべき状態」だと思っているから。イライラしている自分は、「本来あるべき状態」から逸脱しているのです。

そして、イライラのコントロールは基本的にむずかしいものです。イライラを簡単にコントロールできると思っている方は、本書など読んでおられないと思いますし、イライラのさまざまなコントロール法が巷《ちまた》にこれだけ多く見られるわけがないでしょう。

「本来あるべき状態（これしきの些細なことではイライラしない）」とは違うことが起こっているのに、コントロールできないのですから、イライラする自分はまさにイライラの対象。

この例で言えば、子どもにもイライラ、そんな自分にもイライラ、自分をイライラさせる子どもにもイライラ、というように、イライラが「複合汚染」状態になっていることでしょう。そして、イライラは、複合汚染になればなるほど「コントロールできない感」が強まりますので、ますますイライラがひどくなります。

この例のようにはっきりと自覚されていなくても、多くのイライラが、対象に対するイライラと、そんな自分についてのイライラが混ざったものになっているはずです。

例：探し物が見つからないとき

こんなときには、「探し物が見つからない」という「本来あるべき状態」からの逸脱にイライラすると同時に、普段からきちんとものを整理・整頓しておかない自分にもイライラしているはずです。

例：コンビニで自分が並んだレジだけ遅かった

このような状況では、今どき一列に並ぶシステムにしていないコンビニにイライラしたり、レジ処理の遅い担当者にイライラしたり、やたらとたくさん物を買いこんでいる前の客にイライラしたり、といろいろなイライラがあるでしょうが、同時に、「そんなレジに並んでしまった自分」にもイライラしているはずです。

頭の中にある「なんで？」は、「なんでこんなレジに並んでしまったの？」「なんで自分はいつも運が悪いの？」というものでしょう。

こんなふうに、自分に対するイライラは、それ自体が独立していることもあれば、他人へのイライラと複合汚染状態になってややこしいことになっている場合もあります。

自分へのイライラは、状況をつくり出すことになんらかの加担をしてしまった（普段から整理・整頓していない、レジの選び方を間違えた、いつもそんなふうに運が悪い）ということへのイライラである場合もあれば、イライラする自分へのイライラ（これしきのことでイライラすべきではない）である場合も、両者の混合である場合もあります。自分に対するイライラも、イライラ対策の一つのキーワードですので、後ほどよく見ていきましょう。

●「イライラ＝困っているときの感情」と自覚

本章ではいろいろなタイプのイライラを見てきましたが、いずれについても言えることは、「本来あるべき状態」とは違うことに対して「コントロールできない感」を持ったときの感情がイライラだということです。

ここからわかるのは、**イライラしているということは、「自分が困っている」ということです。**確かに、「本来あるべき状態」とは違うことが起こっていて、それをコントロールできない、というのは困った状況ですね。

衝撃を受けたときにもイライラする、ということを見ましたが、衝撃を受けるというのも、かなり困った状況には違いありません。「もう二度と衝撃を受けたくないモード」の一つとして現れるのがイライラなのですが、「また衝撃を受けるかもしれない」と感じる状況は、確かに困ったものですね。

「困る」という言葉がピンとこない方は、「不愉快」と考えていただいてもよいのですが、本来気持ちよくいたい私たちにとって、不愉快な気分になるのはやはり困ったことです。

その困り方は「不安」がメインである場合と「不自由」がメインである場合、両者が入り交じった場合などさまざまだと思いますが、いずれにしても「困っている」のは同じ。

「イライラ＝困っているときの感情」という理解は、とても大切です。単に「イライラする」というところにとどまってしまうと、考えつくのは「発散」くらいですが、「困っている」とみることで、本質的な解決が可能になるからです。脱・イライラのためには、困っている状況から自分を助け出すか、そもそも困らないようにしていくか、というところがカギになってくるからです。

そのための方法を次章以降で見ていきますが、イライラが「本来あるべき状態」とは違うことに対して「コントロールできない感」を持ったときの感情だということを考えれば、そのポイントは二つ。「本来あるべき状態」を再設定するか、「コントロールできない感」を解消するか、ということになります。

▼イライラは「自分が困っているときの感情」と気づくことが出発点

第2章

心の深層にメスを入れる

イライラをやめられないのはなぜ？

●損をする感情と知っていながら

多くの人が、イライラしない自分になりたいと思っているはずです。イライラする自分のことを好きだという人はいないでしょう。イライラは損をする感情だということも知っていると思います。

イライラの「損」は、いろいろなところに現れます。

まず、イライラすることは、自分自身にとって不快でストレスフルなことです。これは精神的な不愉快さにとどまらず、長い間イライラを抱えこむことで、心身の緊張を高め、うつを生み、身体の健康すら損《そこ》ねる可能性があります。

イライラが対人関係に与える影響も計り知れないものです。自分をイライラさせた相手に対して必要以上に嫌な態度をとってしまうこともありますし、関係のないまわりの人に当たってしまうこともあるでしょう。イライラはコントロールしにくい感情だからです。

周囲の人たちは、緊張したり、気をつかったりしてしまいます。また、イライラしている人が一人いると、他の人までイライラし始める、などというのもよく見られる現象です。

イライラしている人を見ると、イライラしやすいのです。人がイライラしている姿は「本来あるべき状態」とは違う、と言うこともできるでしょう。

このあたりまでの「損」は、多くの人が認識していると思います。

しかしそれ以上に、イライラが自分の「被害」を拡大する、ということによる「損」は重大です。たとえば、「コンサート中に誰かの携帯が鳴った」という不愉快な体験は一つの「被害」と言えるのですが、そんな「被害」に対して反応的にイラッとしても、それをすぐに手放す人とイライラし続ける人では、どちらのほうが「損」をしているかというと、もちろん、いつまでもイライラし続ける人でしょう。

同じように「コンサート中に誰かの携帯が鳴った」という「被害」に遭《あ》っても、いつまでもイライラし続けている人は、その「被害」だけでなく、その後の時間の質まで悪くなる、というさらに大きな「被害」に遭っているからです。

イライラをやめたいと思っている人は多いのに、それでも、イライラをやめるのがなかなかむずかしいのはなぜなのでしょうか。

じつは、その理由は「イライラを手放すことによる『損』」にあるのだと思います。私たちは、「イライラすることによる『損』」を知っている一方で、**イライラを手放すことにも「損」を感じてしまう**のです。

　イライラは、「本来あるべき状態」からの逸脱《いつだつ》に対して「コントロールできない感」を持ったときの感情です。でも、「本来あるべき状態」からの逸脱という「被害」に実際に遭っていて、それをコントロールできない、ということは、「損」をしている、と言うこともできます。

　つまり、**イライラは、自分が「損をしている」ことを表す感情**だということになります。ですから、それを手放してしまうと、「損」をそのまま受け入れさせられるような気になってしまうのです。

　マナー違反をする人に対してイライラするのをやめてしまうと、馬鹿正直にマナーを守っている自分が損をするように感じてしまいがちです。列に割りこまれたというときなどは、自分の順番が遅れますので、目に見える実害もありますから、その感覚はわかりやすいでしょう。「なんであの人だけ？」というイライラを持ち続けないと、**自分の「損」がうやむやにされるような気になってしまう**のです。

　「損」という言葉がピンとこない方は、「正義」について考えてみてもよいでしょう。人としてあり得ないと思うことをする人に対してイライラするのをやめてしまうと、まるで

「悪」の前に「正義」が屈するような気持ちにもなるのだと思います。「悪」を「悪」として許さずにおくためには、自分がイライラし続けることが必要だという感覚を持ったことがある方は多いのではないでしょうか。

正義が損なわれることは社会（そしてそこで暮らす自分）にとっての損失だと言えますので、ここではこのような感覚もまとめて「損」と呼んでおくことにします。

これが、イライラから抜け出しにくい最大の理由でしょう。イライラすることが自分にとって損だとわかっていても、イライラをやめるとそれ以上に損をするように感じてしまうのです。

●強いイライラがきたとき

今までに「イライラを何とかしよう」系の本を読んだり手法を学んだりしてきた方も多いと思います。そして、そこで言われていることは理屈としてはわかる、小さいイライラのときには確かに手放せる、でもそれ以上になるとやはりむずかしい、ということが多いのではないでしょうか。

じつはこれは、「イライラを手放すと損をする」という感覚そのものに正面から取り組んでいないからだと思います。「イライラを何とかしよう」というアプローチの多くが、

「イライラを手放すと損をする」という感覚には手をつけないまま、「イライラすることによる損」を考えてイライラを減らす、という姿勢をとっています。

ですから、「イライラすることによる損」が「イライラを手放すことによる損」を上回る程度の、小さなイライラのときには有効であっても、「イライラを手放すことによる損」が圧倒的な場合、つまり、強いイライラのときには、どうしても歯が立たない、ということになってしまうのです。

本当に救いが必要なのは強いイライラのときであるはず。強いイライラこそコントロールがむずかしく、人生の質を大きく損ねるものだからです。

強いイライラを手放せるようになるためには、小手先の技術ではなく、「イライラを手放すと損をする」という感覚そのものを手放す必要があります。イライラを手放しても損をしないのだということに納得できるよう、見ていきましょう。

▼「イライラを手放すと損をする」という感覚を手放すことが重要

「無力な被害者」としての感情

●「被害者モード」に陥らない

困っているのに何もできないときに抱く感情がイライラだということを考えれば、イライラしている人は、じつは無力な被害者だと言うことができます。

イライラしている人は攻撃的な感じがするので「無力な被害者」と言われてもピンとこないかもしれませんが、人生を謳歌《おうか》している人はイライラしていないわけですから、思い通りにいかないことを前にイライラするくらいしかできないのが実態なのです。

実際に、イライラしている人は「○○のせいで……」と感じていることが多いものです。人にせよ、状況にせよ、「○○のせいで」自分がイライラする、と感じるのです。これはまさに「被害者」としての感じ方ですね。

「○○のせいでイライラする」というとらえ方の最大の問題は、自分のコンディションが完全に相手に委《ゆだ》ねられてしまっている、というところです。

「○○のせいでイライラする」のであれば、自分をイライラから解放できるのは「○○」

だけ。「○○」が変わってくれない相手だったり現実だったりすれば、脱・イライラは絶望的です。変わりうる相手だとしても、「いつ変わるか」「どう変わるか」など、すべてが相手次第のことであり、その結果に自分が振り回される、という構造になってしまいます。

「○○のせいで……」と言っている人の見かけは攻撃的なのですが、**その本質は攻撃というよりも無力さ**。自分のコンディションを自分で改善することもできず、相手が変わってくれるのを待っている、ということになるのです。

「おまえのせいでイライラさせられている」というのはDVなどでもよく使われる暴力的な表現ですが、要は、「私は自分のありようをあなたに決められているだけの無力な存在です」という意味なのです。

「○○のせいで……」というようなもののとらえ方を、本書では「被害者モード」と呼ぶことにします。

これは、現実の「被害」とは別のものです。「被害」というのは、実際に自分が被《こうむ》ったもの。何をどれだけ失ったか、という「自分」に関する話です。これは十分に、いたわられたり賠償されたりすべき性質のものです。

「自分が失った」というのは「被害」なのですが、「○○のせいで失った」ということになると、「被害者モード」に入っていきます。「○○のせいで……」という気持ちにとらわれると、イライラします。この時点で、話は「自分」ではなく「相手（○○）」についてのものになっています。

こうして見てみると、「被害」は「自分」を主語にした話、「被害者モード」は「相手」を主語にした話だということがわかります。

脱・イライラの第一歩は、「被害」と「被害者モード」を区別していくこと。

「被害」は「被害」として認めることが重要です。「被害」を認めるということは、「被害」に遭った自分をいたわり、可能なことであれば「被害」を取り戻せるよう考える、ということです。

ここでの主役は「自分」になっていることがわかるでしょうか。「被害」の主語は「自分」だということを先ほどお話ししましたが、**「被害」を認める、ということは、自分を主役にする**、ということなのです。自分を主役としていたわり、自分の損失を埋めることを考えるのです。

一方、「被害者モード」に陥るということは、すべてが逆になった話になります。主語は「相手」ですから、いつまでも主役は「相手」のまま。「○○のせいで……」「○○さえあんなことをしなければ……」「○○が反省しない限り……」と、いつまでも相手を中心に考えていくことになるのです。主役は相手で、自分はその一被害者にすぎない、ということになってしまいます。

「被害者モード」に陥《おちい》ってしまうと、「自分」を中心に据《す》えていたわることもできませんし、「被害」も取り戻しにくくなりがちです。このあたりは後述します。

じつは、「イライラを手放すことの損」として感じられるものは、「被害」と「被害者モード」を混同するところから生じる、とも言えます。「〇〇のせいで……」と思っているため、**イライラを手放してしまうと、「〇〇」がゆるされるような気になってしまう**のです。しかし、実際のところ、イライラを手放すのは「〇〇」とは関係のない話で、本来の主役である自分自身を快適にするだけの話です。

まずは自分の「被害」を認め、自分をいたわり立て直してから、「被害」を取り戻すことを考える、という手順を踏めば、イライラして「被害者モード」に陥っていくことなく、得られるものを得ながら前進することができます。

イライラ対策の本などの中には、「もっとひどい目に遭っている人がいるのだから」「自分は恵まれているのだから」という視点を提供するものもあります。

このアプローチが有効だという人もいるでしょう。それはおそらく、自分の状況を相対評価することによって「被害」を認識することができた人だと思います。「被害者モード」でただイライラしていたときとは異なり、実際に自分が受けた「被害」はどの程度のものか、ということを考えてみると、じつは大したことではない、と気づけた人です。「被害」の客観視ができたということですね。

しかし、このような考え方は、必ずしも万人向けではありません。「被害者モード」にとどまったままで、「もっとひどい目に遭っている人がいるのだから」と言われてしまうと、自分の感じ方が大げさで不適切であるような気になってしまうのです。また、自分よりもひどい目に遭っている人に対する罪悪感も生じてきます。イライラと罪悪感が入り交じった複雑な状態になることもあるのです。

脱・イライラのためには、「被害者モード」から抜け出すことが肝心なのに、罪悪感によって複合汚染されてしまい、ますます抜け出すのがむずかしくなってしまいます。罪悪感の問題については第6章でも改めてお話しします。

●「○○のせいで……」が増殖するとき

イライラし続けるということは、「○○のせいで……」と、ずっと「被害者モード」で生きていくということ。一つの「○○のせいで……」にとらわれ続けると、無力になり、他の問題にも「コントロールできない感」を持ちやすくなりますので、「○○のせいで……」がどんどん増えていきます。

「○○のせいで……」が増えていくということは、自分の裁量が減っていくということ。「○○」が改善しない限り自分の状態もよくならない、という領域が増えていくと、自分でなんとかできるところが減ってしまうからです。

それは、自分から力を奪い、不自由に縛《しば》りつけるものです。本当は自分で何とかする力があるのに、「○○のせいで……」と思うクセがついていると、自分の力に気づかなくなってしまいます。そして、本来であれば自分の力でさっさと状態をよくすることができるはずなのに、そんなことにまったく気づかず、いつ変わるともわからない「○○」を待ち続ける、ということになってしまうのです。

これがイライラすることの「最大の損」と言えるポイントです。イライラによる損失は、その不愉快さや、時間の浪費などというレベルを超えて、自分自身の力を奪っていく、というところにその最も深刻な本質があるのです。

よく、「なんでも人のせいにする」と批判されている人がいますが、それは本来批判されるような性質のことではありません。誰よりも気の毒なのは、人のせいにしている本人だからです。自分で自分の力を奪い、改善できる状況も改善不能のように感じてしまっている、気の毒な人なのです。

「人のせいにしている暇があったら自分でやりなさい！」と叱《しか》られている人もいますが、「自分でやる」といった前向きな姿勢は「被害者モード」からは生まれてこないもの。まずは「被害者モード」から抜け出さなければ「被害」を取り戻すこともできないのです。

▼「最大の損」は自分自身の力が奪われること

消耗し傷つく前に

●自分は何を期待しているのだろうか

イライラはかなりのエネルギーを要する感情で、イライラし続けると消耗してしまいます。

人は一般に、何かに対してある程度以上のエネルギーを傾けるときには、それなりの目標や理由があるもの。

「なぜイライラするの？」と聞かれたときに私たちがすぐ答えがちなのは、「急いでいるのに電車が長時間ストップしたから」など「イライラが起こったきっかけ」なのですが、重要なのは、「なぜその後もイライラし続けているのか」という視点です。

予想外のことが起こってイラッとするくらいのことは自然な反応だとしても、いつまでもイライラを自分の中に抱えこみ育て上げているのはなぜなのでしょうか。

「なぜ自分はイライラのエネルギーを手放さずにいるのか」という視点を持つと、脱・イライラへの道が開けてきます。

イライラのもと①が「現実を受け入れられない」ですが、「本来あるべき状態」から逸脱している現実に対して、イライラし続けることで私たちは何を期待しているのでしょうか。何がどうなってほしいと思いながら、イライラしているのでしょうか。

その「期待」を実際に意識している人はあまり多くないと思いますが、現実を受け入れられないときにイライラする、ということを考えれば、**イライラのもとにある「期待」は、現実が「本来あるべき状態」に戻ってほしい**、ということだと言えます。

しかし、これはかなり非現実的な期待です。たとえば、人身事故で電車が長時間ストップしたとき。もちろん期待するのは「電車が動くこと」あるいは「すべてが白紙に戻ること」だと思いますが、こうやって明確に書いてみるとよくわかるように、イライラのエネルギーで電車が動いたり、すべてが白紙に戻ったりするわけはないですね。

あるいは、列に割りこまれたとき。イライラし続けることで何が変わることを期待しているのか、と考えてみれば、それは、「割りこんだ人が、自分はマナーに反することをしたということに自ら気づき、謝罪して列から抜けること」でしょうか。

もちろん、それほどのデリカシーのある人ならもともとそんな行動をとっていないはずですから、イライラのエネルギーを向けても何も変化は起こらないでしょう。

変化が起こるとしたら相手側にではなく、自分側。**自分がイライラの中でどんどんスト**

レスをためる、という変化だと思います。

このように、「期待していること」と「実際に自らがやっていること」の方向性が一致していないということも、「無力な被害者」の特徴の一つだと言えます。

なぜかと言うと、何かに主体的に関わろうとするとき、私たちは戦略を立て、手段を考えるものだからです。つまり、自分の言動が目的に合っているかという「合目的性」を考えるのです。

しかし、停車している電車にイライラすることには、戦略も何もあったものではないですね。まさに、「イライラするくらいしかできない」から、イライラしているだけなのです。

イライラしたとき、「イライラすることで自分は何を待っているのだろうか」という視点を持つだけで、「なんだ、馬鹿馬鹿しい」「エネルギーの無駄だ」と、イライラを手放せる場合もあります。それは、この視点を持つということが、主体性を取り戻す重要な一歩となるからです。

●現実相手に「なんで？」と問い続けても自分が傷つくだけ

イライラするとき頭の中にあるのは「なんで？」。「なんで現実はこんなななの？」という、現実を受け入れられない気持ちです。つまり、イライラとは、「現実はこうあるべきではない」という思考から出てくる感情なのですが、現実に対して「なんで？」と問い続けることは、まるで、現実という固い壁に身をぶつけることで「変われ、変われ」と言っているのと同じこと。

壁はびくともしないのですが、身をぶつけている側はそれに気づかず、このままぶつかり続ければいつか壁が動くのではないか、と思っているかのようなものなのです。

しかし、現実は現実。「変われ、変われ」とぶつかっていっても、そこに勝ち目はありません。現実という固い壁はまったく動じませんし、ぶつかればぶつかるほど傷むのはこちらの身体です。イライラし続けるということは、そうやって、**現実相手に不毛な闘いを挑み、ボロボロに傷ついていく**、ということなのです。

そして、傷ついてボロボロになった身体で次の「現実」にぶつかると、すでに傷んでいる身体は、前よりも傷つきやすくなっています。これが、イライラしているとイラッとしやすくなる、ということです。常に満身創痍《まんしんそうい》で、どんどん「損をする体質」になってしまうのです。

今までに、イライラし続けることで現実が変わったときがあったでしょうか。

多くの場合、その答えは「ノー」だと思います。変わらぬ現実を前に、自分だけがイライラし続ける、ということがほとんどだったのではないでしょうか。

中には、不機嫌を相手が察して行動を変えてくれた、という場合もあったかもしれません。しかしそれは必ずしも効率のよい手段ではない、ということを次に見ていきます。

●事態を変えたりするのに効率的な手段ではない

イライラしている様子を見て相手が行動を変えてくれる、というケースは、実際にあることはあります。ほら、イライラし続けると「被害」を取り戻せるではないか、と思うでしょうか。

しかし、これは、「いつも」「いつまでも」有効なことではないのです。イライラすることによってかえって話がこじれることも少なくありませんし、イライラを使って相手をコントロールしてばかりいると、疲れた相手がだんだんと離れていったり、ついには不満を爆発させたりしてしまう、ということもあります。

実際に、相手に行動を変えてもらうための手段として、イライラは決して効率的なものではありません。

まず、不正確です。イライラによって相手に伝わるのは、「現在不満がありそうだ」ということだけ。どの行動を具体的にどう変えればよいのか、ということが、必ずしも正確に伝わるわけではないのです。不満を悟った相手が行動を変えても、それがこちらにとって満足のいくものになるとも限りません。

また、イライラによって相手に行動を変えてもらうときには、エネルギーの無駄があるものです。

人が最も気持ちよく相手のために行動を変えようと思えるのは、どのように困っているのかを説明してもらって、きちんとお願いされるとき。納得した上で「協力」を依頼されれば快く引き受けられる人でも、イライラをぶつけられると、変化に抵抗を感じることもあります。イライラそのものが不愉快なので、相手のために気持ちよく行動を変えてあげたいと思えなくなってしまうのです。

イライラする相手にイライラする、ということもありますが、そんなときには、自分の行動を変えるどころか、相手を変えたくなっていると言えます。

「もっと気持ちよく頼んでくれればやる気になるのに」「もともと助けてあげるつもりだったけれども、責めるような言い方をされたから、やめた」などということもよくあるものです。

こうして考えてみると、人に行動を変えてもらおうと思ったときの「本来あるべき状態」とは、「どのように困っているかを説明して、きちんとお願いすること」なのですね。

相手に行動を変えてほしい場合、そのポイントは「自分」を主語にしてお願いすることです。「あなたのせいで……」「あなたが……だから」という姿勢でいる限り、人は「自分が責められた」と思って防衛的になりますが、「私が困っているから助けて」と言われれば、「そうか、それはかわいそうに」と思いますので、可能な変化を起こすことができるのです。

「自分」を主語、と聞いて思い出すのが、64ページでお話しした、「被害」と「被害者モード」の区別ですね。つまり、「自分」を主語にしてお願いする、というのは、自分の「被害」を取り戻すための方法なのです。

一方、イライラは「被害者モード」の感情。イライラによって相手が変わるのは、イライラされるのが怖かったり不愉快だったりするためであって、イライラしている本人のためを思ってのことではないのです。

「イライラされるのが嫌だから行動を変えた」というだけの話で、主役は「本人」ではなく「イライラ」。ですから、それは不本意なものであったり、一時的なものであったりし、長期的に見て関係性の改善にはつながりにくいのです。

イライラによって人をコントロールするのは、一種の暴力とも言えるものです。イライイラから実際の暴力が起こってくることもあるのですから、これは決して大げさなとらえ方ではないでしょう。

イライラという「暴力」が怖いから相手に従う、というときには、「私が困っているから助けて」と言われて、「そうか、それはかわいそうに」と思うときとはまったく違う心境になりますね。思いやりから行動することがむずかしくなりますし、恐怖や面倒くささに支配されることが続くと、やがて燃え尽きたり、怒りが育ってきたりしてしまうのです。

▼イライラし続けても現実は変わらない

自分が主役の人生に

●「被害者役」を返上する

自分をイライラさせる相手にお願いする、と聞くと、「そこまでへりくだるのか」「そんな必要はない」とイラッとするかもしれませんが、ここで「あなたのせいで……」から「私が困っているから助けて」という話に切り替えることは、自分がへりくだるという話ではありません。

その本質は、主語を「相手」から「自分」に変えること、つまり相手から主役を奪い返す、ということなのです。自分をイライラさせる相手を主役にしたまま、それを脇で支えるのも変な話ですよね。

イライラを手放すということは、「無力な被害者」をやめて「力のある主役」になる、ということ。「被害者役」を返上することなのです。

すると、「イライラするくらいしかできない」のではなく、他の選択肢も持ちながら、もっと自由にのびのびと自分らしく気持ちよく生きていく存在になることができます。実際に「被害」がある場合でも、力のある主体として、その問題に対処していくことが可能になるのです。

このような考え方は、「被害」と「被害者モード」を混同している間には思いつかないものですが、本当に損をするのは「被害」が取り戻せないときであるはず。「被害者モード」に陥ってしまうと、自分の力を奪い、事態を改善する可能性の芽すら摘《つ》んでしまいますので、「被害」はかえって取り戻しにくくなります。

ですから、「イライラを手放すと損をする」というのは一つのトリックなのです。そのトリックは、「被害」と「被害者モード」を混同するところから生まれます。

イライラしている先に道が開けることはありません。

脱・イライラには、単に不愉快さから自由になる以上の意味があるのです。

●「注意」よりも「お願い」のほうが安全

「自分を主語にしてお願いする」ことは、効率だけではなく、安全にも関わる話です。イライラしていると、相手に対してとる行動は「批判」「注意」ということになります。しかし、そのような行動をとった場合、相手によってはひどい反撃を食らう可能性もあります。

これはある程度は仕方のないことです。注意されるということは、基本的には傷つく体験となるからです。人によっては、「人格否定された」と受け止めることもあります。

こちらにとっては「正当な注意」なのですが、「攻撃された」と思った相手が反撃してきても不思議はありません。

そもそも、イライラしているときには、実際に心の中で相手の人格を否定している場合も少なくありませんね。相手の行動だけに焦点が当たっていれば「どうやって改善するか」というところに目が向くと思いますが、イライラしているときには、その行為者である相手に対して「いったいどういう神経をしているのか」という、人格否定的な思いを持っているからです。

「注意」をするとキレる人でも、「お願い」であれば聞いてくれることが多いもの。つまり、主語を「相手」ではなく「自分」にしてお願いする、ということは、自分の安全を確保することにもつながるのです。ただイライラをぶつけては反撃を食らうのを止められない、というサンドバッグみたいな存在ではなく、自分で自分の安全を確保できる、というのは、いかにも力のある主体ですね。

●迷ったときは「イライラしないほう」を選ぶ

イライラは「被害者モード」に陥っていることを示す感情。ということは、イライラするときというのは、自分が主役でなくなり、自分を無力な存在にし、自分の幸せを別の何かに委《ゆだ》ねているとき、ということになります。

今後生きていく上で、一つの判断軸を「イライラしないほうを選ぶ」というところに置いてみると、人生の質が上がるでしょう。つまり、**判断に迷ったときは、「イライラしないほう」を選択する、**というふうに考えてみるのです。

これは安易なようでいて、本質的な選択です。自分が主体となって力のある存在として生きていくのか、それとも無力な被害者として、ただただ周囲に振り回されて生きていくのか、という違いをつくるからです。

もちろん、「イライラしないほうを選ぶ」というのは、「被害」について泣き寝入りをする、という意味ではありません。前述したように、「被害」は「被害」として認め、自分をいたわり、改善する必要があること、改善できることは、そうしていけばよいのです。その際も、イライラしていないほうが、冷静に戦略を練ることができますし、自分の言動をうまくコントロールすることもできるはずです。まずはイライラを手放した上で、改善のための効果的な方法を考えていけばよいのです。

一般には、「怒るべきところで怒らない」のは、負け犬のように思われているでしょうが、実際はまったく逆です。よく、イライラを抱えた人に対して「ガス抜きが必要」などということが言われますが、要は、「適当に怒らせてうまく飼い慣らしておけばよい」という程度の扱われ方だということですね。誠意を持って事態を改善しようという姿勢からはほど遠いものです。

そんな扱いに甘んじるのではなく、イライラを手放して初めて、本当の意味で勝つ、つまり思い通りに、質の高い人生を送ることができるのです。

ここまでの理屈はわかったけれども、今抱えているイライラはどうしたらよいのだろう、とても自分をイライラさせている相手に「お願い」なんてできない、と感じる人は次のステップに進んでください。

▼「イライラしないほう」を判断の軸にする

第3章

イライラしている自分は何者？

自分の内面に目を向けることから

●「困っている自分」にならやさしくなれる

前章で、イライラは無力な被害者の感情であり、イライラしないほうを選んで生きていけば力強く思い通りの人生を歩んでいける、ということをお話ししました。

それはわかったけれども、現在何かにイライラしていて、それをどうにもおさめることができない、という人のために、本章では「今のイライラを何とかするには」を見ていきます。

脱・イライラのためにまず必要なのは、イライラしている自分を認めることです。

「イライラしないほうを選ぼう」と言われると、イライラしている自分を否定したくなるものですが、じつは逆なのです。自分が現在イライラしているというのは、間違いのない現実。現実を受け入れられないとイライラするのでしたね。

イライラする自分にイライラすると、イライラの「複合汚染」をつくる、ということも53ページでお話ししました。

そうは言っても、イライラしている自分を受け入れるのはむずかしいでしょう。「イライラ」というと、どうしても、「人間的に未熟」「寛大でない」など、人間としてのネガティブなイメージがあるからです。

でも、イライラしているときというのは困っているとき、というのが第1章の結論でした。「イライラしている自分」ではなく「困っている自分」と思ったほうが、はるかに受け入れやすくなるでしょう。困っている自分に対してならやさしくなれるし、どうしたら困らなくなるか、自分に寄り添って考えようという気になれるからです。

脱・イライラの第一歩は、「自分は困っている」と認めることです。

●外面にばかり目を向けていると

イライラするとき、どうしても目が向くのは外側。自分をイライラさせている他人なり状況なりに目がいくものです。

しかし、外側に目を向けている限り、イライラから解放される日は来ないものです。もちろん、傘《かさ》を振って歩いている人に「危ないですよ」と一声かけて状況を変えることはできますし、「これは気がつかなくてすみません」などと返してもらえればイライラを解消することもできるでしょう。しかし、そんなふうに簡単にコントロールできることばかりではないので、イライラするのですよね。

イライラは、「被害者モード」に陥《おちい》っている証拠である感情。そして、「被害者モード」のときの主役は自分ではなく相手だということを第2章で見ました。つまり、イライラを「相手問題」として考えている限り、私たちは無力な被害者にとどまってしまう、ということになります。それが「相手問題」なのであれば、自分をイライラから救い出すことができるのは相手だけ、ということになってしまうからです。こんな無力な存在があるでしょうか。


ただイライラしているのは、最も無力な「被害者」。イライラという不愉快なエネルギーに浸っているだけで、解決のとっかかりもつかめないからです。

しかし、イライラしているときに、「自分は困っている」と認めた上で、「自分は何に困っているのか」を考えてみると、状況が変わります。相手がどうこうということではなく、自分の身に実際に起こっている「被害」について考えてみるのです。困っていることが明確になれば、その解決に向けて主体的に取り組んでいくことができます。

ただただむずがっている子どもは無力な存在だけれども、自分が抱えている問題点を整理してプレゼンテーションできる大人は、やはりそれだけ問題解決能力が高い、自分の面倒を見る力がある、というイメージですね。

「困っている」という感覚がつかみにくい方は、まずは、そこにある「べき」は何なのだろうか、ということを考える習慣から始めるとよいでしょう。「本来あるべき状態」とは違うことが起こっていて、それをコントロールできないと感じるときにイライラするわけですから、その「本来あるべき状態」とは何なのかを考えてみるのです。

そこにある「べき」が明確になれば、それは実現可能なことなのか、実現に向けて取り組む価値のあることなのか、あるいは現実をそのまま受け入れて「べき」を手放したほうがよい性質のものなのかがわかってきます。また、その「べき」が満たされないと自分がどう困るのかを考えてみることもできます。ただイライラしているときとは違って、前向きな一歩を踏み出すことができるのです。

「べき」がすぐに見つからない人は、**イライラするときに頭の中にある「なんで？」から考えるのも一つのやり方**です。イライラするときには、「なんでこの人はまわりの状況に鈍感でいられるの？」などという「なんで？」が頭の中にあると思いますが、それはつまり、「人はまわりの状況に敏感でいるべき」という「べき」が問うている質問なのです。

これらのことは、紙に書き出してみてもよいでしょう。感情的になっているときには頭の中でただイライラがぐるぐる回っているだけ、ということにもなってしまいますが、自分の「なんで?」は何なのだろう、自分の「べき」は何なのだろう、自分はどう困っているのだろう、ということを書こうとすれば、頭も整理されてきて、事態をより客観視することができるようになります。

書き出してみると、その「べき」に笑ってしまうこともあるでしょう。たとえば猛暑日には「気温は高すぎるべきではない」という「べき」が書かれるかもしれませんが、それだけで笑ってしまいイライラが終わる人もいるかもしれません。

▼感情的になっているときは紙に書いて頭を整理する

衝撃を受けたときの対処法

●立ち直りに最も効果的なこと

現実を受け入れようと言われても、人間、なかなかそうはいかないもの。たとえば人身事故で電車が遅延、などという現実はどう考えても受け入れるしかない性質のものだということが頭ではわかっていても、そんなに簡単に受け入れられるものではありません。

それは、そこに衝撃があるから。人間の心は、衝撃を受けたとき、回復のために一連のプロセスを経る必要があります。衝撃が大きければ、その時間も長くかかりますが、そうではない程度の衝撃でも、回復にはそれなりに時間がかかるもの。

このプロセスをできるだけスムーズに進めるコツがあります。それは、ひどい目に遭《あ》った自分をいたわることです。

多くの人が、じつは逆のことをしています。「この程度のことはさっさと乗り越えなければだめだ」「現実は現実なのだから受け入れるべきだ」などと、自分に強《し》いてしまうのです。すると、結果として、衝撃を乗り越えるのが遅れる、ということにもつながってしまいます。

衝撃からの立ち直りに最も効果的なのは、自分の感じ方を肯定することです。衝撃を受けたときには、イラッとしたり、「なんで?」がしばらく繰り返されてイライラしたりするものですが、それらも含めて、**自分を全部肯定しましょう。**

これは「被害者モード」に入ることとは違います。単に「被害」に遭ったという現実を認め「たいへんだったね」「これだけひどい目に遭ったのだから、しばらくイライラするのも仕方ないね」と自分をいたわる、というだけのことです。

その後、冷静に善後策《ぜんごさく》を考えるためにも、まずは自分を立て直すことが必要なのです。

現実を受け入れよう、と言うと、通常思いつくのは「電車は遅れることもあるという現実を受け入れなければ」という部分。もちろんこれも最終的に受け入れる必要のある現実には違いないのですが、現実というのはそれだけではありません。衝撃を受けて困っている自分も、受け入れるべき現実の一部なのです。

「電車が遅れたのは現実なのだから受け入れるべき」と厳しく考えているときには、まだ現実の全部が視野に入っていません。「衝撃を受けてたいへんな自分」という視点があれば、そんなに厳しい発想が出てくるわけがないからです。

イライラするときにはどうしても「イライラさせるもの(人)」に目が向きがちですが、

じつは必要なのは「衝撃を受けてたいへんな自分」に対するやさしい目。

これは、実際に何か対応が必要な状況であってもとても役に立ちます。衝撃に反応してピリピリした状態では、とても冷静にベストの善後策を検討することなどできないからです。

まずは自分の衝撃を癒《いや》し、それから現実的な検討に入る、という順番が最も効率的です。じつはこの癒しが「被害者モード」を手放すことにつながります。

衝撃に対する強さには、二種類あります。

一つは、そもそも驚かないこと。その人にとっての「本来あるべき状態」の幅が広いと、いちいち驚かなくなります。「まあ、いろいろな人がいるよね」と、人間についての「本来あるべき状態」を広く考えていれば、人の言動から衝撃を受けにくくなるでしょう。

もう一つは、衝撃は受けるけれども、対応が上手であること。「まあ、衝撃を受けるよね」と、衝撃をきちんと認識し、自分にやさしくできるということです。

この二種類の「強さ」がいろいろな割合で混ざっている人も多いと思います。

こうやって衝撃に強くなっておけば、イライラすることも少なくなり、結果としては「寛大」ということになります。何かに一瞬眉《まゆ》をひそめてもすぐに「まあ、いろいろな人がいるよね」「それにしても驚いた」と、手放していけるのです。

そして、そういうことを繰り返しているうちに、だんだんと、そもそも眉をひそめる気にもならない、つまりイラッとしない、ということが増えてくるはずです。

●現実を受け入れることからすべてが始まる

イライラから解放されて力のある主役になるための第一歩は、まず、現実との争いをやめるということ。現実は現実であり、いくら闘っても勝ち目はありません。

第2章で見たように、イライラしているときは、「なんで？」と、現実という固い壁に生身をぶつけているようなもの。現実を受け入れないことで傷つくのは自分自身ですし、現実を受け入れるところからすべてがスタートします。

イライラとの取り組みは、現実の受け入れからです。

この際、持っておくと役に立つ視点は、「どんなことも必然」だということ。

「物事は起こるべくして起こる」という意味の、必然としての「べき」であれば、「本来あるべき状態」から逸脱《いつだつ》しているものなど、じつはないのです。どんな物事にも、それが起こる背景なり文脈なりがあって、その中である物事が起こるのは必然とも言えるもの。

ですから、本当の意味で、「本来あるべき状態」からの逸脱などというものはない、と言うこともできます。

では何を「本来あるべき状態」からの逸脱と感じるのか、と言うと、それはあくまでも「自分にとっての『本来あるべき状態』」。前に、「本来あるべき状態」とは主観的なものである、とお話ししましたが、まさにそれは個人的なものなのです。

手放しにくいと感じるのは、ここに関わってくるからでしょう。自分にとっての「本来あるべき状態」からの逸脱を大目に見てしまう、ということになると、自分が必死で守っているものが損なわれることになってしまうからです。

それはまるで自分が否定されるかのような感覚をもたらすものです。この感覚が、「被害者モード」につながっていきます。

しかし実際には、別のとらえ方があります。自分が大切に守っているものを損《そこ》ねずに、かつ、現状を受け入れる、というやり方があるのです。

それは、相手の行為を「不適切」とみなした上で、「でも相手がそういう言動をとるようになったことには何らかの『必然』があるのだな」と考える、ということです。

あらゆる人が、それぞれの事情を抱えています。持って生まれたもの、育った環境、今までまわりにいた人たち、現在置かれている状況、今日の気分や体調など、その人にしかわからないいろいろな事情があるのです。そして、その人の現状は、その事情の中で起こる「必然」とも言えるもの。その人の事情の組み合わせを考えれば、そうなるしかない、と言えるようなものばかりなのです。

つまり、私たちが「変えたい」と思う部分は、その相手の複雑な事情の中の一点にすぎず、そこだけを変えることはなかなかできないのです。

例：食事のときにクチャクチャ音を立てる人

これは音そのものにもイライラしますし、「クチャクチャ音を立てないというマナーを、どうして守れないの？」というイライラもあります。しかし、一般に、よほど親しい人や自分の子どもでもない限り、相手のクチャクチャを注意してやめさせる、などということは社会的に不適切ですね。ですから、「コントロールできない感」でいっぱいになって、イライラし続けることになるでしょう。

ここで考えてみたいのが、自分の中にある「本来あるべき状態」が相手にとっても「本来あるべき状態」なのか、ということです。

「食事中はクチャクチャ音を立てない」ということは、それを「本来あるべき状態」とする人にとっては呼吸のように「当然のこと」なのですが、そういうことを教えてもらえない環境で育った人もいます。周囲の人たちもみんなクチャクチャ食べていた、という環境もあったでしょう。

あるいは現在歯の治療中だったり、口腔《こうくう》内の具合が悪かったりして、不本意ながらクチャクチャいってしまうのかもしれないし、本人はそれに気づいていないのかもしれません。どんな事情があるのかわかりませんが、「食事中はクチャクチャ音を立てない」のが「本来あるべき状態」であるこちらとは、明らかに違った事情を持った人なのでしょう。

イライラを感じるのは、「当然」守られるべきことを相手が守っていないから。でも相手にとってそれが「当然」ではないのだということを知れば、相手の行動も違った目で見ることができるでしょう。「そういうことを教えてくれる人がいなかったんだな」と考えれば、気の毒にすら思えるものです。

自分の場合もそういうことは教えられなかったが、社会常識として自分で身につけた、という人もいるでしょう。もちろんそれは立派なことです。ただ、人によっては、それが社会常識だということを知る機会すら得られずに育ってくる人もいますし、「気づき」に先天的な問題があって、まわりの人がみんなクチャクチャしないで食べているということに気づけない人もいるのです。

相手の事情の本当のところはわからない場合が多いでしょう。でも、相手が目の前でクチャクチャ音を立てて食べていることにはなんらかの事情がある、ということだけは確かに言えるのです。

例：「開放厳禁」という貼り紙のついたドアを開けっ放しにする人

もちろん一回くらいのことなら、多くの人が「よほど急いでいたのだろう」と見逃すでしょう。

しかし何度も同じことを繰り返しているのなら、その人は「注意」の問題を抱えているのかもしれません。一つのことに注意を奪われるとそれで頭がいっぱいになってしまって、他のことが抜け落ちてしまう、というタイプの人は案外少なくないものです。

このような「注意」の問題は、その多くが先天的なもので、本人がどれほど意識しても変えられません。ですから、「注意」の問題を抱えていない人には何ということもない程度のことでも、「注意」の問題を抱えている人にはおそろしくハードルが高い、ということになってしまうのです。

●今できていないことには必ず理由がある

それぞれの人には事情があって、その事情を考えればすべては「必然」と言える、という目で見てみれば、その人が今できていないことには必ず理由がある、と言うことができます。

本当の意味で「できるはずなのにやっていない」という人はいません。能力はあっても「やる気がない」というのも一つの事情です。その人がやる気を失う何かがあったということなのです。あるいは、うつになっていたり、ホルモンバランスが悪くなっていたりして、「やる気がない」という結果になっているのかもしれません。

相手の現状には必ず理由があり、それは「必然」とも言えるものだということと、それが自分にとっての「本来あるべき状態」と違うということは、矛盾《むじゅん》せず両立することです。

もちろん、相手を知る中で、自分の「本来あるべき状態」を広げていくこともできるでしょう。「いろいろな事情を抱えた人がいる」ということを実体験として知っていけば、人間としての「本来あるべき状態」をそれほど狭く規定できない、ということがわかってくるからです。

しかし、それができなくても、「相手がやっていることは確かに不適切。でも、これが現実だということは、そうなるに至った事情があるのだろう」と思うことは、現実を受け入れる確かなステップになります。実際に、多くのイライラがこれでおさまるはずです。「きっと何かの事情があるのだろう」と思えれば、イライラのときに頭の中でエンドレスに続いている「なんで?」が終わるからです。「できるはずなのにやっていない」と思うから、イライラするのです。

▼自分自身も現実も受け入れる

違う視野を持つチャンス

●社会にも「事情」がある

政治にイライラする、世相にイライラする、格差社会にイライラする、などということもありますね。一人の市民がいくら「本来あるべき状態」ではないと思っても、社会の大きな構造は変わらないもの。当然イライラの対象となります。

もちろんこんなときには「被害者モード」に入っています。「政治のせいで……」「社会がこんなだから……」「景気が悪いから……」と、イライラが続いてしまいますね。

相手が社会でも、まず現実を受け入れてから（「被害者モード」を抜け出してから）、自分にできることをする（「被害」を取り戻す）、という順序は変わりません。

そうは言っても、あまりにもひどい世相を受け入れる、と言うと、まるで負け犬のように感じられるかもしれません。実際に「怒って社会に変化を！」という運動もあります。しかし、怒りはコントロールできない感情。怒りに基づいた活動は、どこかで道をそれてしまいがちです。

こんなときの現実の受け入れ方は、「あり得ない！」と感じる他人の場合と同じ。社会にも、「事情」があるのです。とんでもないと思われる事件やシステムの背景にも、傷ついて弱肉強食になってしまった人の存在があったり、強い不安があったりするものです。

よく、「国民は自分の身の丈にあった政治家しか持つことができない」と言いますが、それこそまさに社会の「事情」ですね。いろいろな問題意識があっても、それが十分に浸透していなければ、やはりそれを反映した社会にはならない、ということなのです。

「今のところ、社会はこんなものだ」と現実を受け入れた上で、「ではどうすれば最も効果的に変えていけるだろう」と考えるのが最も効率的です。

●大きな視野を持つ、全体を見る

一連の苦労が続いたあとで、「ああ、この時期は自分がこれを学ぶための機会だったのだな」と腑《ふ》に落ちたり、「あの苦労の時期が自分を最も成長させたな」と思ったりすることがありますね。

じつは、これが「なんで？」への究極の答えとなります。

一つ一つの「受け入れられない現実」だけに注目してしまうと「なんで？」のオンパレードになるのですが、**より大きな視野を持ってみると、「なるほど、こういうことだったのだな」と思える場合が多い**のです。

これは、現在進行形で応用することができます。なにも、一連の苦労が終わってから「なるほど」と腑に落ちるのを待つ必要はありません。**「今はわからないけれども、きっとこれも何かを学ぶための機会なのだろう」と考えることで、脱・「被害者モード」が始まるからです。**「被害者」どころか主体的な「学習者」「成長者」になることができますね。

イライラするとき、あるいは「どうして自分にばかりこんなことが起こるのだろう」と不運を嘆きたくなるときは、「きっと何かを学ぶ機会なのだろう」と考えてみると、違う視野が開けるでしょう。

イライラは、「本来あるべき状態」とは違うことが起こっていて、それに対して「コントロールできない感」を抱くときの感情。でもその「本来あるべき状態」というのは、あくまでも現時点の自分が考える主観的な「本来あるべき状態」です。そこからはずれることが続くとしても、「本来あるべき状態」の幅を広げるチャンスになるのかもしれません。

また、ある一点だけを見れば「本来あるべき状態」とは違うことだと思っても、全体を見ればそうでもない、ということもあり得るのです。

●寛大なふりをすると「被害者モード」が倍になる

ここまで、「人（社会）には事情がある」「今起こっていることには意味がある」など、物事を必然ととらえる見方をお話ししてきました。

これは、一つのコントロールの形です。25ページでお話ししたように、コントロールというのは必ずしも相手が変わることを意味するのではなく、自分の中での位置づけを変えて、受け入れられるようにする、というのもその一つ。

じつはこれは同時に、「本来あるべき状態」も修正する作業になっています。最初は「逸脱！」と感じたものを、「まあ、これも一つの必然なのかな」「いろいろな事情の人がいるわけだし」と思うことは、「本来あるべき状態」を広げている、ということになるのです。

こういう作業を繰り返していくと、だんだんと、自分にとっての主観的な「本来あるべき状態」が、必然としての「本来あるべき状態」に近づいていきます。つまり、**どんなことでも受け入れられるようになってくる**のです。

もちろん、最初のうちはイラッとしますし、「イラッとする」が「イライラする」に移行してしばらくしてからようやく「本来あるべき状態」を修正することができる、というようなことが続くと思います。

やがて、「イラッとする」けれども、「イライラする」への移行は防げる、というくらいになってくるでしょう。

そして将来的には、「イラッとする」頻度《ひんど》も激減してくるはずです。

これが、いわゆる「寛大な人」ですね。そうなれば、自分もイライラしませんし、まわりの人からも、その寛大さと安定感ゆえに愛され慕《した》われることでしょう。

「寛大な人」に見られたくて、本当はイライラしているのにものわかりのよいふりをしている人もいると思います。つまり、イライラを我慢している人ですね。

こういう人は、トラブルこそ起こさないものの、本人のストレスはたいへんなものでしょう。イライラは我慢すると膨張《ぼうちょう》する、ということを16ページでお話ししましたが、それは、「被害者モード」にとどまったまま我慢をすると、「被害者モード」がより強まってしまうからです。「○○のせいで……」という感覚を残したまま、「○○」にもよい顔をする、というのはたいへんなことです。

また、なぜそういう姿を装うのかというと、人からどう思われるかが気になるから。「狭量《きょうりょう》な人」「未熟な人」と思われたくないので、寛大なふりをするのです。

このときに、主役が「他人」になっていることに気づかれているでしょうか。「被害」と「被害者モード」を区別することは、誰が主役かを決めること。「被害」を認めるときの主役は自分、「被害者モード」に陥るときの主役は他人です。

そして、人からどう思われるだろうかということを気にするときの主役も他人。つまり、「被害者モード」と同じ心境なのです。

ですから、「○○のせいで……」という思いを抱えたまま、人からどう見られるかを気にして、寛大なふりをする、ということになると、単に「被害者モード」が倍になるだけ。主役は他人で、自分は一被害者であり、かつ「他人から点数をつけられるだけの対象」ということになってしまいます。あまりにも無力ですし、どこにも自由な主体性がありませんね。

もちろん、イライラを我慢しないで単にぶつければよいわけではないことはすでに見てきました。そして「寛大な人」でありたい、というのは、多くの人の願いでもあると思います。ですから、見せかけではなく本当の「寛大な人」を目指して、さらに読み進めていってください。

▼誰でも「寛大な人」になれる

対人関係のイライラがなくなる！

●「ずれ」は埋められる

自分にとっての主観的な「本来あるべき状態」と、相手の事情を反映した相手の現在の姿（必然としての「本来あるべき状態」）がずれていると、イライラにつながります。そして、多くのことを「必然」ととらえられるようになるほど人は寛大になる、ということを前の項でお話ししました。

しかしそこまでの境地に達しなくても、ある一つの行動についてであれば、その「ずれ」を埋めることは決してむずかしくありません。つまり、「ずれ」がなくなる方向に自分でコントロールすることはいつでも可能なのです。

自分にとっての「本来あるべき状態」と、必然としての「本来あるべき状態」の「ずれ」が埋まると、どんなことが起こるでしょう。その効果は、単に「イライラしなくなる」ということだけにとどまりません。相手をほぼ百パーセント、自分が思ったとおりに動かすことが可能となる、という状況が起こるのです。

どういうことかと言うと、必然としての「本来あるべき状態」に添って相手は行動するわけですが、こちらから期待することを、それに合ったものにしてあげれば、成功率が百パーセントに近くなっていく、ということなのです。

具体的に見ていきましょう。

自分が他人に対してイライラする場合、いったい自分は相手に何を期待していて、何が満たされないからイライラするのだろうか、ということを考えてみましょう。自分が考える「本来あるべき状態」を書いてみるのもよいでしょう。書き出してみると、それが案外非現実的であることを発見する場合もあります。

例：子どもに何度同じことを言っても改善されない。野球に出かけるのにバットを忘れる。それも毎回。あるいは、自転車で出かけるのに、自転車のカギを取りに戻ってくる。それも毎回

こういうことでイライラするときの期待（本来あるべき状態）というのは、「一回くらいのミスは仕方ないとしても、いくらなんでも野球のバット、自転車のカギなど、最も肝心なものは忘れずに持って行くべき」というものでしょう。

一般に、何度言っても行動を変えない、という場合、それは、「相手にはできないこと」であるのか、「伝え方が相手に合っていない」のか、のどちらかだと言えます。いず

れにしても、「今の伝え方できちんと実行する」という期待は満たされませんので、イライラが続きます。

相手が子どもの場合、「もしかしたら、まだできないことなのではないか」という視点を持つことは常に重要です。

大人から見れば、野球のバットや自転車のカギは「最も肝心なもの」。確かに、それらがなければ話になりません。しかし、子どもの場合、「野球」「出かける先」に目が向いてしまうと、その楽しみで頭がいっぱいになってしまって、「そのために必要な準備」が注意から抜け落ちてしまう、ということは珍しくないのです。ある意味ではそれはとても「子どもらしいこと」と言えます。

もちろん、子どもが成長するにともなって、そのような失敗は減っていくはずです。しかし、現時点では、子どもに期待することを、現在子どもができていること、つまり「気づいて取りに戻ってくる」というところにおさめてあげる、というのが「本来あるべき状態」の現実的な調整だと言えます。

実際に、何が必要かを理解し、それを修復することができている、というふうに見れば、子どもはちゃんと発達段階を歩んでいる、と安心できるでしょう。

一定年齢以上になってもそんなことが毎回続くのであれば、むしろ「注意」の問題があると考えて、チェックリスト方式を教えるなど、教育的な配慮が必要になると思います。

例：「こんなときどうしたらいい？」と相談されて答えたのに、それについてもああだこうだ言っていて結論が出ない

ここで相手に期待することは、「自分が相談して答えをもらったら、それを聴《き》き入れる」というところでしょう。その期待が満たされないので、イライラするのですね。相手への期待をどのように修正すればイライラせずにすむのでしょうか。

こんなときには、現実をもっとよく見てみると、ヒントを得ることができます。相談されて「正解」を言ったつもりなのに相手はそれを受け入れない、ということは、この前提のどこかに「ずれ」があるはず。

「正解」を求めて相談したのであれば、それを何らかの形で受け入れようとするでしょう。しかし、現実がそうなっていないということは、相手は「正解」を教えてほしくて相談したわけではないのかもしれない、と考えてみるのです。

実際に、人は「相談」と称していろいろなことをするものです。

自分の思考をすすめていく上で、ブレインストーミングのような形で、相手の意見を刺激剤として聞いてみたかっただけかもしれません。あるいは、自分の頭の中にすでに結論

があって、それをなかなか決断できないときに、人の意見を聞くことによっていろいろな角度から考えてみたい、という場合もあるでしょう。

また、単に話を聴いてほしかった、という可能性もあります。「話を聴いて」とはなかなか言いにくいので、「どう思う？」と相手の意見を聴くような体裁をとるのです。じつは、こういう人の数はとても多いです。

こんな場合、本人にとって重要なのは結論ではなく、気持ちを受けとめてもらうこと。一定時間寄り添ってもらいたい、というのがその本心なので、「正解」を与えられて話を打ち切られるのはいやなのです。

この人物がどのタイプなのか、詳細はわかりませんが、現に言った通りにすっきり決まっていないということは、「正解」を求めて相談したわけではない、ということだけは確かです。

「なんだ、『正解』がほしかったわけではないのだな」と思えれば、相手に期待することも変わりますから、イライラが消えていくでしょう。

そして、相手が「正解」を求めているわけでないなら、結論に至るまでつきあう必要はありません。適当なところで話を切り上げればよいだけでしょう。

●相手に合わせた伝え方で事態が一転

例：ほったらかしにされた茶碗や炊飯ジャーの内釜《うちがま》のこびりついた米を急いで洗い流すとき。水につけておいてって、何度言ったらわかるの、とイライラ

こんなときのイライラも、自分が相手に期待していることを相手がやってくれていないために生じます。この場面で自分が考える「本来あるべき状態」は、「水につけておいて」と過去に言われたことを受けて、きちんと実行すること。しかしそれが満たされず、何度言ってもそれが実行されないということで「コントロールできない感」をもたらしています。イライラする条件がそろっていますね。

しかし、何度言ってもできない、ということは、やはり「相手にはできないこと」なのか「伝え方が相手に合っていない」のかのどちらかなのです。

茶碗や内釜を水につけるということが物理的にできない人はあまり多くないでしょう。また、「水につけておいて」と言ったときには本人もいったん了解しているはずですから、「やる気になればできるはずのこと」なのだと思います。

ということは、この場合は「伝え方が相手に合っていない」というケースになるでしょう。

人によっては、107ページでお話ししたような「注意」の問題を抱えていることもあります。そういう人は、ただ口頭で「水につけておいてね」と言うのではなく、「茶碗と内釜はかならず水につけること」と紙に書いて、必ず見えるところに貼っておかないと実行できないでしょう。

そうでもしないと、食べ終わったときには、すでに「次にすべきこと（仕事など）」に注意が向いているため、食器を水につけるように言われていたことが完全に抜け落ちてしまうのです。

言われれば思い出すのですが、その時点でそちらに注意が向かないと実行はできません。このような特徴は、いくらイライラして待っていても変わらない性質のものです。

あるいは、「言い方が気に入らない」という人もいます。イライラした言い方で「何度言えばわかるの！」などと言われてしまうと、言い方に「攻撃」を感じとった相手は、とりあえず自己防衛に走る、という場合が少なくないのです。

これは専門的には「受動攻撃性」などと言われるものですが、**何もしないことであえて抗議の意を示しているの**です。そういう人に対しては、「洗い物のときにとても困るの。お願いね」とやさしく頼むと、やってくれる確率がぐっと高まるでしょう。「お願い」がよい、ということは第2章で述べました。

ここを読んで、「当然のことをやっていないのは相手のほうなのに、なぜ低姿勢でお願いしなければならないの？」とイライラした人がいるかもしれません。

しかし、先ほどお話ししたように、ここで目指しているのは、「成功率百パーセント」。事態を自分の思い通りに動かすことです。「水につけておいてもらえない」という自分の「被害」を取り戻すために最も効果的な方法を考える、ということをしているのです。

今までのやり方では現実が変わらないので、別のやり方を考える、それも、**相手にとっての「本来あるべき状態」に合わせたものにすれば、成功確率が格段に高まる**、というだけの話なのです。

相手に合わせて期待を変える、というのは、一見屈服することのように見えますが、ここで実質的におこなわれているのは、「自らが主体的に関わって事態をコントロールすること」です。つまり、自分が「主役」になる、という話なのです。

場合によっては、自分が主体的に関わることで相手にとっての「本来あるべき状態」を変えることも可能です。たとえば、自分が指示されていることの理由がよくわからないためにやらない、という場合。食器洗いをする立場の人からは常識である「水につけておかないとこびりついた米がとれない」ということも、不慣れな人にはピンとこないかもしれません。そういう人には、一度、立場を代わってもらったり、一緒に実験してみたりして、納得してもらうと、相手にとっての「本来あるべき状態」が、こちらのものに近づいてきます。

●「べき」は自分を守ってくれない

46ページで、不安が強いときは「べき」で自分を守りたくなる、ということをお話ししました。また、自分の「べき」を手放すと損をするような感じがする、ということも見てきました。

しかし現実には、「べき」が自分を守るどころか、「べき」こそが自分に損をさせることも少なくありません。

> 例：電話が鳴っても取ろうとしない同僚

「電話はできるだけ取ろうとするべき」というのが「本来あるべき状態」でしょう。そしてこの同僚に対してイライラしている人は、「電話を取って」などと直接同僚に向き合ったことがないのだと思います。そういうことは、やはり「言いにくいから」です。

何であれ、他人の非を指摘するようなことは言いにくいものですし、電話の場合、結局は自分が取ってしまえばそれですんでしまいます。上司でもないのだし、「電話を取って」と言うだけの正当性が自分にあるか、と問われれば、確かにむずかしいところかもしれません。ですから、「コントロールできない感」でいっぱいになってしまって、イライラするのですね。

こんなふうに、頭の中にある「電話はできるだけ取ろうとするべき」という思いとだけ対話をしてしまって、現に電話を取ってくれない相手とは対話していない、という状況は少なくないものです。

事態を改善するための行動をとっていない自分を、「電話はできるだけ取ろうとするべき」という「べき」が正当化してくれるため、事態が膠着《こうちゃく》状態に陥ってしまっているのです。

もちろん、こんなときにも今までと同様、電話を取らない同僚にはなんらかの事情があるのだろうな、という見方をするところからすべてが始まります。

なぜこの同僚が電話を取ろうとしないのか、本当のところをわかっているでしょうか。こういう状況で考えられる可能性はさまざまです。

対人緊張が電話においてひどく強まるので電話は苦手《にがて》、という人は少なくありません。

また、「自分ごときが電話を取るなんておこがましい」と思っている、自信のない人もいます。「気づき」に問題があって、「電話は取れるときには取ってくださいね」と明確に伝えない限り、それが自分の仕事だと気づかない人もいます。

つまり、必ずしも故意に「取れるのに取ろうとしない」わけではないのです。

そして、この同僚の場合、いずれのケースなのか、おそらく検証はされていないと思います。

もしも「電話は取れるときには取ってくださいね」とひとこと言えば事態が改善するのであれば、そのひとことを言ってみないことによる損失は甚大《じんだい》だということになります。

また、ひとこと言った結果、相手の行動が変わらないとしても、対人緊張が強い人なのだと知るだけで、相手を見る目が変わるでしょう。「取れるのに取ろうとしていない」わけではなく、「取れるなら取りたいけれども、できなくて困っている」という状況がわかるからです。

「電話を取ってくれると助かるけど、むずかしい？」と聞いてみたり、「電話は取れるときには取ってくださいね」と改めて頼んでみたりすれば道が開ける、ということは、考えてみれば誰でもわかりそうなものです。しかし、それができておらず事態が改善されていないのは、「電話はできるだけ取ろうとするべき」という「べき」が、「そんなことをする必要はない」と言うからなのです。

つまり、「べき」は、一見自分を守っている鎧《よろい》のように見えて、じつのところは、事態を改善する芽を摘《つ》んでいると言えます。自分に損をさせているのです。

「べき」は、現実と自分との間に壁をつくるようなもの。現実と交流さえすれば事態を改善できるのに、「べき」が立ちはだかってしまうとそれすらできなくなってしまう、と考えてみるとわかりやすいでしょう。

●実体験には理屈を超えた力がある

本章で見てきたように、「被害者モード」を手放して主体的に関わろうとすれば、伝え方を変えてみたり、相手に期待することを考え直してみたりして、最終的には「自分が期待した通りのことを相手にやってもらう」ことが実現できます。

もちろん、そこで言う「自分が期待した通りのこと」というのは、当初考えていた「本来あるべき状態」とは違った形になっている場合が多いかもしれません。しかし、変わらない現実を前に「被害者モード」に陥ってイライラし続けるよりも、よほどストレスなく自分の思い通りに物事をすすめられることは間違いありません。つまり、**現実を受け入れると、コントロールできる範囲が広がる**のです。

そして、実際に「自分が期待した通りのことを相手にやってもらう」ということには、単に物理的に「自分が求めていた何かがなされた」という以上の意味があります。それは、人間同士の温《あたた》かい交流なのです。

「何もやってくれない！　ゆるせない！」と思っていた相手が、自分のために誠実に何かをしてくれる姿を見ると、胸が温かくなります。

これはイライラとは対極にある心境です。**人間は、自分の存在や思いを受け入れてもらえると、他のものでは代えがたい満足や癒しを感じるのです。**

また、「頼んだらやってくれた」という一つの成功体験を持つことは、未来への希望を与えてくれるものです。相手のよい側面を知ることにもつながりますし、もともとの相手の状態についても、「悪気があって怠《なま》けていたわけではなかったんだな。本当にできなかったんだな」と受け入れることができるようになります。

こんなふうに、実体験には、理屈を超えた力があります。いったん体験すると、その気持ちよさから、本書でお話ししている内容の説得力も格段に増すと思います。ですから、まずは体験してみてください。

▼実体験で手応えを得る

第4章

イライラが消えていくとき

イライラ解消のカギは「今」

●過去や未来に心を奪われるときイライラが現れる

自分のコンディションが悪いとき、あるいは生活全般に不安が強いときにはイライラしやすいということを第1章でお話ししましたが、多くの人が、「余裕があればイライラしにくい」ということには気づいていると思います。

でも実際に、それほど余裕のある日々を過ごせている人ばかりではないでしょうし、コンディションの悪い日もあります。

そんな人にとっては、「日頃から余裕を持ちましょう」と言われること自体がイライラするはずです。「本来あるべき状態」（余裕のある暮らし）ができていないのに、それをコントロールすることができないからです。

「そんなこと言われなくてもわかっている」「そんなこと、できるならとっくにしている」と思うでしょう。

しかし、一般的な意味で余裕がない方でも、イライラを手放すための余裕を手に入れることはできます。

本章では、そのカギの一つである「今」についてお話ししていきましょう。

今までの人生を振り返ってみると、何かに心から集中していた瞬間があったはずです。そのようなときには、よけいな思考がなくなり、心が透《す》き通り、もちろんイライラなど感じないもの。

その日の体調でどうしてもイライラしがち、というようなときでさえ、**何かに集中している間はイライラを忘れていられる**ほどです。

つまり、「今」に集中することは、脱・イライラの一つのキーワードだと言うことができますね。

なぜ「今」に集中するとイライラから脱することができるのでしょうか。

じつは、**イライラとは、「過去」や「未来」にしか存在しない**ものだからです。

たとえば、過去のある出来事を何度も思い出してはイライラする、というとき、身体は「今」にいても頭は「今」にいない、ということになります。頭の中では過去のことばかり考えているからです。

「なんで？」と問い続けているときには、まさに、頭の中の時計の針は、その出来事が起こった時点で止まってしまっている、ということになりますね。

しかし、「今」に集中すると、自動的に、過去を手放して今に生きることができるのです。そうすると、もちろん、過去を繰り返し思い出すことによるイライラの生産を止めることにもなります。

また、不安のためにイライラするときには、頭は「未来」にあると言えます。「うまくいかなかったらどうしよう」と未来を思い煩《わずら》うために不安でイライラするのです。未来には必ず「どうなるかわからない要素」がありますので、未来についての不安を消すことはできません。

生活全般に余裕がない、というときには、頭は「未来」や「過去」を行ったり来たりしているはずです。

「うまくやりくりできなかったらどうしよう」「あれもやらなければ、これもやらなければ」と思っているときには「未来」に行ってしまっていますし、「どうしてこんなことを引き受けてしまったのだろう」「○○さえきちんとやってくれていれば……」などと思っているときには、頭は「過去」に行っています。

「過去」にとらわれないほうがよい、ということは多くの人が賛成すると思いますが、「未来」に頭が行かないようにしよう、と言われると「何も予定を立ててはいけないのか」「先のことを考えてはいけないのか」と混乱するかもしれません。もちろんそんなことはありません。

ここで言いたいことは、未来についてどんな計画を立てても、何かを実行するのは「今」だということなのです。そして、**よりよい結果を手にするために必要なのは、「今」に集中して生きていくこと。**「うまくいかなかったらどうしよう」と思い煩っているときは、「未来」に気が散っているということですから、「今」がおろそかになり、結果も悪くなるのです。

常に集中すべきは「今」。そう意識しておけば、イライラからも解放されますし、実際に多くの成果を得ながら生きていくことができるでしょう。

●忙しさに追い立てられるときの注意点

自分のペースでやりたいのに急《せ》かされるとイライラします。

また、誰かが急かしているわけでなくても、生活の中に「やらなければいけないこと」がたくさんあると、結果として急かされているのと同じ状態になりますからイライラします。

「なんだか最近イライラする」というときには、特に意識していなくても、「あれもやらなければ、これもやらなければ」という思いがたくさんあって、効率的に手をつけられていない、という場合もあります。

「やらなければならないこと」に圧倒されて、うまく手をつけられていない自分は、「本来あるべき状態」からの逸脱《いつだつ》としてイライラの対象となりますし、そのイライラが、さらに「スムーズに進める」ことを妨げる悪循環をつくります。

「あれもこれも」と圧倒されている自分について「やらされている感」があると、イライラはさらに募《つの》ります。「あれもやりたい、これもやりたい」という状態であれば、気分はむしろ高揚しますから、時間が足りないという現実にはイライラするとしても、全体としては楽しさを感じることができるでしょう。

しかし、「やらされている感」があると、イライラも深刻なものになっていきます。「物事がスムーズに進まない」という、形についての「本来あるべき状態」からの逸脱だけでなく、「本当はやりたくないのにやらされている」という、内容についての「本来あるべき状態」からの逸脱が加わり、二重のイライラを生むからです。「被害者モード」が倍になってしまうのですね。

忙しさに関連したイライラには、主に次の2パターンがあります。

①忙しさそのものはやりくりできると思っているけれども、邪魔が入ってペースを乱され

るとき

忙しいけれども自分なりに計画を立てて何とかやりくりしていこうとしているときに邪魔が入る、というのは、やはり「本来あるべき状態」からの逸脱として感じられます。邪魔が入った時点でイラッとするのは自然な反応ですし、その邪魔がコントロール不能な性質のものであれば、当然イライラが続いていくことになるでしょう。

「邪魔」は一回だけだったとしても、衝撃を受けてしまうと、「またこの人は邪魔をするつもりではないだろうか」と警戒的な目で見てはイライラする、ということも起こります。

②「あれもやらなければ、これもやらなければ」という精神状態に乗っ取られてしまっているとき

実際に手をつけているかどうかとはまったく別に、「やらなければ」という思いで自分を締めつけている、ということはとても多いものです。自分の力を最も発揮できるのは「今」に集中しているときなのですが、「やらなければ」という思いで頭がいっぱいになってしまうと、集中力がそがれ、実際にやるべきことに手をつけられない、というようなことも起こってきます。

やらなければならないことにきちんと着手できていることが「本来あるべき状態」。手をつけられない、というのはそこからの逸脱ですし、「やらなければ」という思いで頭が

いっぱいのときはパニックになってしまっていて考えの切り替えもむずかしいですから、まさに「コントロールできない感」ですね。見事にイライラの条件がそろっています。

「やらなければ」という「被害者モード」に陥《おちい》っているときは、コツコツと自分の人生を組み立てていくイメージを持ってみると抜け出しやすいでしょう。どういう過ごし方をしようと、自分の人生は自分の人生。そして、それは一瞬一瞬の「今」の積み重ねからなっています。

前述のように、集中して過ごしているときには、イライラから完全に自由になります。忙しいときには特に、よけいなところにエネルギーを使って消耗したくないですから、「今」に集中しているのがいちばんなのです。

「まずはここから手をつけよう」ということを決め、「今」、それだけに集中してみましょう。「期限までにできるだろうか」などという結果は気にしなくてよいのです。

また、それが本来「自分がやりたいこと」なのかどうかも、とりあえず脇に置いておきましょう。「本当はやりたくないことなのに」「押しつけられた」などと思うと、頭が「過去」に行ってしまい、「現在」への集中が妨げられるからです。

「一瞬一瞬を充実なんて、そんな悠長なことは言っていられない。あれもこれもやらなければならないのだから」と思うかもしれません。この「選択肢などない」という感じ方は「被害者モード」の特徴そのものなのですが、実際に「何かをしなければならない」ということは、多くの場合、逃れようのない現実です。

それをする際に、追い立てられる気持ちでイライラしながらするのか、とりあえず目の前のことに集中するのか、という選択は、どんなときにも可能です。

これは「自分の人生の過ごし方」の話です。イライラの毒で人生を汚していくのか、一瞬一瞬を充実して過ごすのか、という選択です。これも、「自分」を主役にするということなのです。

ですから、**忙しさに追い立てられてイライラするというときほど、「今」を意識したいとき**。まずはどこから手をつけるかを決め、そのことに集中する、というやり方で片づけていくとよいでしょう。

一つのことに集中している間に「あれもやらなければ、これもやらなければ」という考えが出てきたら、「そういうことはこれが終わってから考えよう」といったん保留にしてみましょう。そして実際に、一つのことが達成できると、「あれもやらなければ、これもやらなければ」という感じ方が確実に減っているはずです。

やることを一つ決めて、それを達成する、というのは、一つの「コントロール」の形であり、イライラのエネルギーを減らすものだからです。

▼人生は「今」の連続

過去を引きずってイライラするとき

●過去の呪縛を解くには

例：朝、予定通りに起きられないと、その日一日、理由もなくイラつくことが多い。
自分が悪いのはわかっているけれど

これはかなりシンプルな例ですが、「今」を、「過去」というフィルターを通して見ている典型的なものです。

「朝予定通りに起きられなかった」という「過去」が、一日を支配してしまうのです。

実際に、自分の過去の失敗を引きずってしまい、現在に集中できずイライラする、ということは少なくありません。

過去を引きずるというのは、感情的には理解できますし、いまだに衝撃への反応が続いていると考えればまあ仕方のないこととも言えますが、イライラしないで生きていきたければ、やはり集中すべきなのは「今」。

朝寝坊しようと、過去に大失敗しようと、それらに手を触れることはできず、自分に何かできるとしたら「今」を気持ちよく過ごすことだけなのです。

過去を手放す際、自分の「被害」を認めるということはとても役立ちます。予定通りに起きられず困った自分をいたわりましょう。「自分が悪いのはわかっているけれど」と言っていますが、過去の失敗を引きずるときには、だいたい「そもそも自分が悪いのだから」という気持ちがあるものです。すると、事態を受け入れて先に進むことができなくなってしまいます。

時間通りに起きられなかったのは自分にとって「被害」だった、たいへんだった、ということを認めて、過去の呪縛《じゅばく》を解きましょう。これも、「被害」を受け入れると「被害者モード」から脱することができるという一つの例です。

●思い出してはイライラ……というときには

コンサート中に誰かの携帯が鳴った、という出来事に直面してイラッとする人は多いとしても、それをすっかり忘れてしまう人がいる一方で、何度も何度もそのシーンを思い出してはイライラ、という人もいます。

思い出さないようにして気持ちを切り替えるのは、確かに小さなイライラに対しては有効ですが、大きなイライラの場合、「忘れてしまう」ということがむずかしいので、結局はぶり返してくることになります。

思い出してイライラするというのは、イライラの自家中毒のようなもの。すでにその出来事はすんでいるのに、「なんで？」を自分に問い続けて、傷を再生産しているからです。

かなりの衝撃を受けてしまったときには、このような状態になることは、まあ仕方がないと言えます。**繰り返し思い出すことは、「消化作業」**だとも言えるからです。

自分に起こったことを繰り返し思い出しながら、その意味を考えていったり、その事実に慣れていったりするのです。そして、そのプロセスを通して、自分なりに出来事の位置づけができたり、思い出しても著《いちじる》しく苦しくないくらいに慣れてきたりすれば、だいぶ感じ方が変わってきます。

この作業は、共感的かつ客観的におこなえば、それなりに効果的です。実際に、トラウマの治療などでは、実質的にそんな作業がおこなわれることもあります。これも「被害」を認める一つの形となります。

しかし、自分の頭の中で思い出してはイライラ、というときには、その作業は「被害者モード」のままおこなわれることが多いもの。思い出せば思い出すほど、「被害者モード」が強化されて、イライラがいつまでもおさまらない、ということもあるのです。

例：返事がぞんざいなタクシー運転手

これはマナーの問題として見ることもできますが、イライラするときには、「自分が失礼な扱いを受けた」という思いのほうが強いでしょう。

なんであれ、自分にとっての「本来あるべき状態」と違う体験をしたときには、「相手には事情があるのだろうな」と見るのが、脱・イライラの第一歩。事情の本当のところはわかりませんが、おそらく誰に対してもそんな態度をとる人なのでしょう。

もしかしたら、愛想のよい話し方ができないから、運転中心の仕事を選ぶことになったのかもしれません。「自分が失礼な扱いを受けた」わけではなく、「相手が愛想よく話せない」だけなのです。きっと他の客にも不快な思いを与えているのだろうな、などと思えれば十分でしょう。

また、愛想よく話せないだけでも困っているのに、不快な思いをした客からイライラをぶつけられて困っているであろう運転手の胸中を考えてみたりするのもよいと思います。

タクシー運転手の返事がぞんざいであるのは、単に相手の事情を反映しただけのことと言えるのですが、それを「被害者モード」にとどまったまま思い出すということは、「自分が侮辱《ぶじょく》された」「自分が攻撃された」などと意味づけしながら思い出す、ということ。するとそのたびに自分をさらに傷つけ、イライラのエネルギーを増してしまいます。「イラッとする」のは自然に備わった反応だけれども、イライラするのは自分の思考が生産している、というのは、まさにこういうことです。

起こった事実は確かにある。そして自分はそこから「被害」を受けたことも事実。しかし、それは単に「相手の事情」「社会の事情」によるものにすぎず、「自分がやられた」わけではない、という見方をすることによって、思い出したときにイライラのエネルギーを生産しないですみます。

つまり、「思い出し方」によって、「被害」を拡大するかどうかが決まってくるのです。「思い出し方」を調整する際には、必ず「それにしても不愉快だった」と、自分の「被害」をいたわる姿勢を持ってください。「この程度のことを不快に思うなんて人間として小さい」などという目で見てしまうと、いつまでも過去に縛《しば》られることになってしまいます。

●「ゆるせない！」と思うときには

「思い出し方」などという次元ではなく、本当に人からひどいことをされた、というようなときには、いつまでも「ゆるせない！」という思いを抱えてイライラすることがありますね。これはもちろん、心情的には「当然のこと」として理解できます。

しかし、この現象をよくよく考えてみると、じつは変な話なのです。ひどいことをされただけでもひどいのに、その「ひどいことをした相手」が去り際に、「一生ゆるさない」ボタンを押していって、自分ではリセットできなくなってしまっているロボットのようなものだからです。

相手が「やっぱりゆるしてよい」というボタンを押す（相手が反省して心から謝る、など）まで「ゆるせない」とイライラしながら生きていくのは、完全に相手に依存した、無力な存在ですね。それも、ここで依存している相手とは、自分にひどいことをした人物なのですから、おかしな話なのです。

「ゆるせない！」という思いを抱えながら生きていくのは、かなりのストレス。自分の健康障害にもつながり得ますし、他の人との関係にも悪影響を及ぼすことがあります。ひどい目に遭《あ》った上に、さらにその後の人生のあり方まで規定されるなんて、踏んだり蹴《け》ったりです。「ゆるせない！」という気持ちが、じつは「踏んだり蹴ったり」なのだということに気づいてみると、世界が開けると思います。

もちろん、自分にひどいことをした相手は、相当の事情を抱えた「わけあり」人物でしょう。たまたま「わけあり」物件に引っかかってしまって「被害」を受けたあとまで、縛られ続ける必要はないのです。

こんなときには、「被害」を取り戻すのも、当の相手からではなく、別のところから、と考えたほうがよいでしょう。「わけあり」物件に「被害」の弁済《べんさい》を求めると、さらにひどい目に遭うかもしれないからです。

何であれ、「今」、自分を大切にすることによって「被害」を取り戻しましょう。

▼イライラのエネルギーを生産しない生き方に

「今」に集中する！

●「どうせ」と思ってしまうと

イライラするとき、「どうせ」という感覚を持っていることが多くありませんか？「どうせ言っても変わらないだろう」「どうせ○○はまた手を抜くつもりだろう」などという思いは、現状にただイライラと耐える構造をつくり出します。

「どうせ」というのは、現実に対する否定的な決めつけです。そして、「どうせ」というメガネを通して現実を見るということは、「被害者モード」そのもの。

「どうせうまくいかない」と思いこんでしまうと、本来はうまくいくはずのことでも「どうせ」という気持ちになってしまい、試してみる気すらなくなる、ということが起こってきます。116ページで、実際に体験してみることの重要性についてお話ししましたが、「どうせ」と思ってしまうと、そんな機会すら失われてしまいますから、「どうせ」の感じ方が加速していきます。

「どうせ」という決めつけは、何かしらで衝撃を受けた後に自分を守るために出現することもあります。「もう二度と衝撃を受けたくないモード」の心身は、少しでも衝撃のにおいのするものに対して「どうせ」という目で見て避ける、という傾向があるからです。

これは自然な防御反応とも言えますし、短絡的にはそうやって自分を守ることで態勢を立て直す時期があってよいのですが、長い目で見た場合、その「どうせ」が、本来自分のメリットになることも遠ざけてしまうのなら、**安全な範囲で少しずつ試しながら現実に合わせて修正していったほうがよいでしょう。**

「どうせ」から脱出するためのカギは、やはり「今」。

「どうせ」は過去のデータベースからつくられてきた感覚です。「今、心から頼んでみる」「今、相手の言い分をじっくり聞いてみる」というふうに気持ちを切り替えることによって、実際に「今」可能なだけの成果を手に入れることができます。

実際に成功体験をすれば、あるいは、結果はうまくいかなくても相手の事情がわかれば、「どうせ」と思っていたときとは世界の見え方が変わるはずです。

●ランニングから呼吸まで身体を使うことの効果

本書でお話ししているようなことはわかるけれども、イライラがひどすぎるときにはそれどころではない、という場合もあります。そんなとき、案外有効な手段は、「身体を使うこと」です。

特におすすめなのは、それなりに負荷《ふか》が高いもの（ランニングなど）や、それなりに集中力を必要とするもの（ヨガなど）です。

イライラしたときこそゆったりリラックス系、という感じもしますが、これは案外うまくいかないことが多いようで、頭の中でいろいろと考える余地をつくってしまい、イライラが結局おさまらない、ということにもなってしまいがち。

それよりも、嫌でも現在に集中せざるを得ないタイプの身体の使い方のほうが総じて効果的です。

身体を動かすことそのものは、自律神経のバランスを変えますので、実際に脱・イライラの効果を発揮します。そして、それだけでなく、特に「今」に集中する必要があるタイプの身体の用い方は、「今」にとどまるという観点からも脱・イライラ効果が高いのです。

また、案外よいのが呼吸を使うことです。細く長い呼吸にはそれ自体にリラックス効果がありますが、呼吸法の場合、たとえば6秒かけて吸う、次の6秒間呼吸を止める、その後6秒かけて吐く、などというふうに数をかぞえながらおこなうことが多いですから、よけいなことから「現在」に注意を切り替える効果があります。

環境を変えて、身体の感覚を新鮮なものにするのも一つの方法です。イライラしているとき、外に出て新鮮な空気を吸うだけでもイライラがおさまることがありますね。

とりあえず身体を使って、イライラの最高レベルから抜け出したら、本書でお話ししているような頭の使い方をしていきましょう。

▼心身を「今」に切り替えるヒント

第5章

イライラ体質から脱皮する

自分の「したい」を大切にすることから

●「自分で選ぶ」習慣のつくり方

さて、ここまで、イライラは無力な被害者の感情、ということをお話ししてきました。そして実際にイライラしたときにどのようにしたらよいかということも見てきました。

それらはいずれも、「主役を取り戻す」ということにつながりました。「被害者モード」から脱して主役になれば、本来持っている力を発揮して、事態に前向きに取り組むことができるからです。それは結果として「被害」を減らす効果があります。

本章では、さらに進んで、容易なことではイライラしないようになる、つまり、「被害者モード」に入りにくくするための本格的な体質改善について見ていきたいと思います。

イライラしたくないと思いつつも、私たちはちょっとしたことですぐに「主役」を放り出し、「○○のせいで……」という思いを抱く傾向にあります。そうならないための習慣をつくっていきましょう。

たとえば、こんな状況を考えてみてください。

例：なかなか話の結論が見えない、母のおしゃべり

ここで、「いったい何が言いたいのだろう」と思うとイライラしますね。「話には結論があるべき」という目で見てしまうと、なかなか結論が見えないお母さんのおしゃべりは「本来あるべき状態」からの逸脱《いつだつ》になってしまうからです。そして、「本来あるべき状態」にはない話を「聴《き》かされている」ととらえると、「被害者モード」に突入します。

しかし、ここで自動的に「被害者モード」に入る前に、「もう一つの選択肢」を考えてみることもできます。それは、「この時間をどういうふうに過ごすかを、自分で選ぶ」ということです。自分で選んでいる限り、「被害者モード」に入らないですむからです。「選ぶ」と言っても、いろいろなレベルの選択があります。もちろん、この時間をお母さんとのおしゃべりに使うかどうかも、一つの選択のポイントです。しかし、現にお母さんはしゃべっているわけであり、それを唐突に打ち切るのもむずかしいでしょう。ということは、次なる選択は、「どういう姿勢で聴くか」ということになります。

そもそも、お母さんはビジネスの相手でもないのですし、自分に何かを教える講師でもありません。お母さんがしていることは講演でもなければ商談でもなく、単なる「おしゃべり」。

おしゃべりの目的は、議論してなんらかの結論に達するということよりも、単に時間と場を共有する、というふうにも考えられます。二人が共に過ごす形として、お母さんがおしゃべりしているだけなのです。

そう考えれば、お母さんの話に結論を求める必要はなくなり、「娘に話を聴いてもらえて嬉《うれ》しそうだなあ」「本当に、うちのお母さんは話し好きだなあ」「こういう時間を持つことでお母さんが元気になってくれれば嬉しい」など、違った目で見ることができるようになるでしょう。こうなれば、ビジネスライクではないお母さんの話し方は、「本来あるべき状態」とも言えるくらいになってきます。

このように、お母さんとのおしゃべりの目的を自分で選ぶことによって、「被害者モード」に陥《おちい》らずにすませることができます。

なんらかの場にいなければならない、というときですら、こうやって「自分がその場にいる目的」を選べば主体的に過ごせるのです。

●我慢ではなく美意識からアプローチ

マナーは「べき」の代表格のように思われていますし、だからこそマナーについてのイライラが多いわけですが、じつはマナーについても、「べき」とは違う形で考えていくことができます。

たとえば、電車の中での化粧について、「電車の中では化粧をすべきではない」と考えている人が多いと思いますし、だからこそそういう人を見るとイライラするわけですが、本当に「べき」だけが私たちをそういう行為から遠ざけているのでしょうか。

じつは違うと思います。私たちにはそれぞれの美意識や、「人としてこう生きたい」というものがあって、それに従って生きているところも多いと思うのです。電車の中での化粧についても、それが「社会的にすべきでないこと」だから抑制されているだけではなく、「自分が」そういうみっともないことをしたくないから、という理由もあると思います。

自分が「べき」だけで生きていると思いこんでしまうと、それを破っている人を見たときにイライラしますし、自分が守れなかったときには自分に対してイライラすることになります。

しかし、じつは自分は「したい」からやっているのだと考えれば、そうでない他人については「関係ない」あるいは「美しく生きられなくて気の毒」ということになりますし、自分ができなかった場合にも「できなくてかわいそうだった自分」「次の機会にはできるといいな」ということになります。

たとえば、人が並んでいる列に割りこまない、というのも、「割りこみはすべきではない」と意識されていることが一般的なのですが、「割りこみなどしたくない」というふうに「したい」基準で考えることもできます。そのほうが潔《いさぎよ》い感じがしますね。

●「べき」を「したい」に変える法

前述したマナーと同様に、「べき」が出てきたら「したい」に言い換えてみる、ということをあらゆる状況でおこなえば、「べき」に縛《しば》られている「無力な被害者」から、力強く主体的に生きる「主役」へと、一気に変わることができます。

しかし、「べき」から「したい」に言い換えようにも、自分についての「べき」がきちんと意識されていないことも多いので、見ていきましょう。

たとえば、頼まれてもいないのにやってあげて「こんなにやってあげているのに」とイライラする、という人は案外少なくありません。

こんなときの「本来あるべき状態」とは、「これだけやってあげているのだから当然感謝すべき」というものでしょう。しかし、相手からすれば、頼んでもいないことをやっている人に「感謝すべき」と言われてもピンとこない場合もありますし、じつは「よけいなお節介」と感じていることすらあるのです。結果として感謝されないのは、相手から見れば「本来あるべき状態」なのかもしれません。

さて、「これだけやってあげているのだから当然感謝すべき」という「べき」は、相手についての「べき」です。

一般に、イライラするときに目につくのは、相手に対して感じる「べき」なのですが、じつはどんなときにもその裏側には自分についての「べき」を見つけることができます。

なぜ自分は頼まれてもいないのに頑張ってやってしまうのか。それは、「人のためには尽くすべき」という「べき」があるからかもしれません。一般に、相手から思った通りの反応が返ってこないためにイライラする、というときには、自分が「べき」から行動していることが多いものなのです。

「自分はやりたいからやっている」という感覚を持つようにすると、「自分で選ぶ」ということになり、相手の反応がどうであれ、イライラしないですむようになります。

もちろん、「頼まれていないことはしない」という選び方もよいでしょう。そうすれば、自分が相手のためにしたことに感謝してもらえる確率がぐっと上がりますし、「こんなにやってあげているのに」とイライラすることも減るでしょう。

しかし、「頼まれていないことはしない」という人生を殺風景だと感じる人もいるでしょう。困っている人には親切にしたい、という気持ちがある人も多いと思います。

そんなときには、その通り、「したい」を大切にすればよいのです。これもマナーの話と同じで、自分の美意識としてやっていること、つまり自分は人間としてこう生きていきたい、という話。たまたま相手が感謝してくれれば温《あたた》かいやりとりが生じますが、そうでなくても自分は生きたいように生きる「主役」でいられるのです。

もちろん、思ったような反応が返ってこないときには、びっくりして衝撃を受けることもあります。しかし、そのまま「被害者モード」に突入してイライラ街道まっしぐら、となるのか、衝撃を受けた自分をいたわった上で、「自分はやりたいからやっただけ。やはり自分は人として、こうやって生きていきたい」というところに戻れるのか、というのは大きな違いです。後者は常に自分に安定した大地を提供してくれます。

例：公共の場で騒ぐ子どもを注意しない

この状況にイライラしている人の場合、そこにある「べき」は、「公共の場で他人に迷惑をかけないように、親はしっかりと注意すべき」というものでしょう。

これも相手についての「べき」ですから、自分についての「べき」を探してみましょう。でも自分の子どもでもないのに、どんな「べき」があるのだろう、と思うかもしれませんね。

ここで考えてみたいのは、そもそもなぜこの人が直接その子どもを注意しないのか、ということです。

子育ては社会全体でおこなうもの、と言われますが、親以外の大人でも子どもを注意できる社会が理想的です。「ここで走ると危ないよ」などとよその大人から注意されて育った子は、単にマナーを覚えるだけでなく、自分が社会全体から見守られ、気にかけられているということも感じとりながら成長できます。

ですから、本当は、騒いでいる子どものことを他の大人が注意してよいのです。しかし昨今では、よその子を注意するとその子の親が怒る、などという現象も起こるため、なんとなく「よその子を注意すべきではない」という雰囲気ができてしまい、この「べき」が、「親はしっかりと注意すべき」に反映され、イライラを生む、という構造になっているのです。

この、「よその子を注意すべきではない」という「べき」については、そのまま「したい」に言い換えるのも変ですね。それよりも、「したい」と思うと元気が出てくるような内容に変えてみましょう。

たとえば、「できるだけ社会での子育てに貢献したい」「自分の子でなくても、よく育つように協力したい」というふうになるでしょうか。

「したい」がわかったら、少しずつ実行していけばよいでしょう。

いきなり叱《しか》りつけると「わが子が攻撃された！」と防衛する親もいるでしょうが、「ここで走ると危ないよ」程度の注意であれば、その子の親が突然キレてしまう、ということもあまり考えられないと思います。

親がキレるのは、自分の子育て（育て方、その結果）**を責められたと思うときが多いの**です。ですから、親を責めるようなトーンが感じられない言い方なら大丈夫でしょう。

状況がゆるすのであれば、そうやってちょっと注意してみることで、自分のイライラからも解放されますし、うるさい子どもの「無力な被害者」から、社会全体での子育てを担《にな》う主体的な一員に転じることができます。

▼「自分は◯◯したい」で生きる人生に

まだ「べき」で生きている自分がいるとき

●つまらない話にもイライラしなくなる

イライラする状況としてよく耳にするのが、「つまらない話を延々と聴かされる」ということです。

ここまでの考え方を組み合わせて応用すると、こんなときにすらイライラしないでやっていくことができますので、まとめとして見ておきましょう。

つまらない話を延々と聴かされる、という状況も相手に「べき」を感じるとき。「人の時間を費やして話すのなら、それなりにおもしろい話をするべき」「相手の都合に配慮して、適当なところで切り上げるべき」といったところでしょうか。

相手に「べき」を感じるときは、自分自身の「べき」を探してみよう、という原則に従ってみると、そこにある「べき」は、「人の話は聴くべき」ということになるでしょう。これを「したい」にそのまま書き換えるのは、抵抗がありますね。実際につまらない話など聞きたくないでしょう。

ですから、可能であれば、話を聴かないですませればよいのです。適当な口実をつくって、早めに切り上げることはできるでしょう。

あるいは、物理的にはその場にいるけれども、相手が勝手に話してくれているのだから、こっちはボーッとしていられて楽、というくらいに、集中力を下げて話を聴く（音を耳に入れる）のも一つの「聴かずにすませる方法」です。もしも何か意見を求められたら、「ごめん、今、気になることがあって集中していなかった」と率直に認めるのもかまわないと思います。

ここでも主語を「相手」ではなく「自分」にして話している限り、相手を本格的に傷つけたり怒らせたりすることはないでしょう。「あなたの話がつまらないから」と言われるよりも、「今、私には気になっていることがあるから」と言われたほうが、はるかにましだからです。


そうは言っても、「聴かない」という選択肢には抵抗がある、という人も少なくないでしょう。その抵抗にはそれなりの理由があるのだと思います。相手との関係性が悪くなると面倒、などというものもあるでしょう。

こんなときには、その理由をつけた上で「したい」に書き換えることが可能です。「相手との関係を悪くしないために、ここでは話を聴いておくことにしたい」というふうにするのです。すると、愉快な時間ではないとしても、「やらされている感」がぐっと減ります。

「相手との関係を悪くしないために」という目的意識を持てば、その目的と、自分の行動が一致しているかを常にチェックすることも可能になります。

もしかしたら無理して話を聴かなくても自分たちの関係は大丈夫なのではないか、という可能性を探っていくことができるようになるのです。

単に「人の話は聴くべき」という「べき」に縛られて「被害者モード」に陥っているときとは、ずいぶん感じ方が変わってくるはずです。

総合的な判断の結果として話を聴くと選んだのであれば、「被害者モード」で話を聴かないのが最もストレスフリーです。「なんでこんなつまらない話」「聴きたくない」などという思いを込めて話を聴いてしまうと、本当につらくなります。

また、そんな思いで話を聴いていると、話が実際以上につまらなく感じ、そんな話をする相手が実際以上に腹立たしく思えてくるものです。

ここでも、カギは「今」。「今」に集中する聴き方であれば、最もストレスなく聴くことができます。具体的には、「なんでこんなつまらない話」などという思考が出てきたら、それをとりあえず脇に置いて、もう一度相手の話「だけ」を聴くように集中し直すのです。自分の思考の中に入っていかない、というところがポイントです。

こんな聴き方をしていれば、むしろ、「まあ、ずいぶん一生懸命話しているな」「この人なりに頑張っているんだな」というような気持ちすら出てくるでしょう。相手についての感じ方も、大きく変わってくるはずです。

●人目が気になるときの気持ちの裏側

相手から思った通りの反応が返ってこないためにイライラする、という根底には、「認められたい」という思いがあるものです。

> 例：相談されて、一生懸命考えてあげたのに、その後なんの報告もなくケロリとしている。どうやら問題は解決したらしいのに

こんなときには、「時間を使ってあんなに一生懸命考えてあげたのに、感謝どころか、ひとことの報告もない」とイライラするものですね。

気持ちはわかりますが、ここでも「べき」を探してみましょう。イライラのもとにあるのは、「相談したらきちんと報告すべき」というもの。これは相手についての「べき」で

すが、自分についての「べき」は何でしょうか。

　すると、「相談されたら一生懸命考えてあげるべき」という「べき」が見つかってきます。

　この「べき」が、相手の「べき」とセットになるのです。自分が一生懸命やってあげたら、相手は一生懸命やってもらったことを認める（感謝して結果を報告する）べき、というふうに、こちらが「べき」から行動したときには、相手もセットの「べき」で行動すべき、ということなのです。そして相手がそれを破ってしまうと、満たされない「べき」がイライラにつながります。

　もちろんこの「べき」も「したい」に言い換えれば「相談されたら、一生懸命考えてあげたい」となりますので、相手がどう反応しようと、まあ自分が誠意ある対応をした、そしてそれがおそらく解決の役に立っただろう、というところで満足することはできるでしょう。

　そして、相談したのに報告しない相手には何らかの事情があるはず、ということも考えることができると思います。

　その「事情」とは、もしかしたら悩んでいたこと自体を忘れたい、というものかもしれません。あるいは、悩んでいる当時は本当におかしな心境になっていて、誰彼かまわずつかまえて相談していただけ、というものかもしれません。今はまたまったく違うことを悩んでいてそれどころではないのかもしれません。もともとうっかり者で、そういうところがどうしても抜け落ちてしまうタイプなのかもしれません。いろいろな可能性が考えられます。

自分が「べき」から行動したときには、相手にも「べき」を求める、ということは、よく頭にとめておいたほうがよいことです。

つまり、**人から認めてもらえなくて不快な気分になったり不安になったりするときには、自分が「べき」で生きているとき**、と言えるのです。

103ページで、人からどう思われるかを気にして「寛大な人」を装うことの問題についてお話ししましたが、「人から、寛大な人だと思われたい」という気持ちは、「人間は寛大であるべき」という「べき」とセットです。ですから、**人目を気にして行動するときは、常に「べき」に基づいている**、と言ってよいのです。

「べき」から行動するときは、相手にも自分のことを認める「べき」を期待しますから、人が認めてくれないと不満に思ったり不安になったりします。すると、ますます認めてもらいたくなって「べき」からの行動を強める……という悪循環に陥ってしまうのです。

人から評価してもらわないと自分の価値が感じられない、というのは、自分で自分の価値を認めることもできない無力な存在ですが、やはりここでも「べき」が大活躍していることがわかります。

●コンディションの悪い日の過ごし方

疲れている日、体調が悪い日、猛暑の日など、自分のコンディションが悪いときはイライラしがち、ということを第1章で見ました。確かに体調は思い通りにならないものですから、「体調が悪いせいで……」と「被害者モード」に陥ってしまうのも当然と言えば当然です。

しかし、主体的に生きる、というのはこんなときにも可能なのです。

私たち人間には、肉体的な限界があります。それぞれが遺伝情報を持って生まれてきている生物ですので、物理的には「無限の可能性」などないのです。「努力すればなんでも達成できる」というのは、そういう意味では迷信です。

主体的に生きるには、本書の原則に従って、まずは「今日はコンディションが悪い」という現実を認め、そんな体調の自分をいたわります。そして、こんな日の目標は、「元気に過ごすべき」という「べき」からの解放。コンディションが悪いときは無理などできない、という現実をさっさと認めてしまうのです。

コンディションが悪いのによいときと同じようにしようとするから、「本来あるべき状態」からはずれることが増えて、イライラするのですね。

自分でも「今日はコンディションが悪いから無理はやめよう」「目標設定は低めにしよう」「断れることは全部断ろう」と決めるとともに、周囲の人にも「今日はコンディションが悪くて、すみません。元気になったら挽回《ばんかい》しますから」と言っておけば、まわりからイライラされることも減るでしょう。「できるはずなのにやっていない」と思われずにすむからです。

こんな日の「したい」は、「コンディションの悪い日は自分をいたわりたい」「コンディションの悪い日は無理をしたくない」でしょうか。「いつも通り頑張るべき」から解放されると、そんな考え方もできるようになります。

▼話を聴きたくない日もある、断わりたい日もある

自分のペースで生きる法

●ペースが違う相手には

人間は、意識している場合でも、していない場合でも、自分のペースで生きているもの。そのペースが乱されると、「本来あるべき状態」とは違う、ということになりますので、イライラしがちです。

ペースの違いは、案外原始的なイライラを生むものです。早く進みたい人にとって遅い相手や状況は「身動きの取れない不自由さ」をもたらしますし、ゆっくりしたいのに急《せ》かされると、常に急いでいなければならないような切迫感をもたらしたりします。急ぎたいときにゆっくりされたり、ゆっくりしたいときに急かされたりすること自体が、衝撃として感じられることもあるでしょう。

ペースの違いが人をイラッとさせたり、それが持続するとイライラしたり、というのはある程度心身の反応として仕方のないことなのですが、うまくコントロールして、ペースの違いから受けるストレスを最低限にすることは可能です。

例：友人のメールのやりとりがチャット並みに速い。返事まで間《ま》をあけると、「メール見た？」と電話がかかってくる

相手のメールのペースが速すぎて、それに巻きこまれてしまっている状態ですね。「返事まで間をあける」という形でコントロールを試みても、電話がかかってきてしまうので、一見コントロール不能の状況に見えます。

しかし、コントロールの工夫の余地はまだあります。この友人は「返事まで間をあける」というやり方では、「メールが届いていないのではないか」「メールを見ていないのではないか」と不安になってしまって、電話までかけてきてしまうわけですから、もっと直接伝える必要がありますね。

直接伝える、というのは、もちろん「メールが速すぎる」と苦言を呈《てい》する、という意味ではありません。メールの速さについて直接伝えるのであれば、主語はやはり「あなた」ではなく「私」にしたほうが安全です。**自分を主語にしてお願いする**、という形ですね。「私はメールが苦手《にがて》なので返事が遅いけど許してね」という範囲でしょう。こうすれば、相手の反撃を招かずに、やりとり全体のペースを自分寄りにすることができます。

そこまで全体的な改善は求めない、ただ間をあけるときに電話をかけてくるのだけは勘

弁してほしい、ということであれば、もっと簡単なやり方があります。それは、単に、「ボールは今こちらの手の内にあって、次にいつ投げるかを決めるのはこちら側」とはっきりさせておくこと。メールの間をあける前に、ひとこと、「今取りこんでいるから、あとで返事するね」「今日はもう寝るところだから、明日ゆっくりね」などとメールしておけば、「いつ電話がかかってくるか」とヒヤヒヤしないですむでしょう。

ペースの速い相手にさらにこちらから手を出すというのはなかなか考えつかないでしょうが、ひとこと挟《はさ》むことによって逆にコントロールをつかんでいることがわかりますね。これは、第3章でお話しした、相手に合わせることで自分のコントロールの範囲を広げる、というやり方です。

この相手は、「メールの間をあける」というやり方では、「しばらく待ってほしい」というメッセージを受け取ってくれないので、それがちゃんと伝わるようにする、ということです。

そうは言っても、相手が上司である場合など、明らかな力関係のもと、相手のペース通りにしなければならない、ということも多々あるでしょう。

こんなときには、やはり目的意識を持って主体的に選ぶことです。「上司との関係を損ねないために、どれだけ相手のペースに合わせられるか、やってみよう」というふうに考えるだけでも、振り回され感がぐっと減ります。「やってみよう」と思うだけで「被害者モード」から抜け出すことができるからです。

自分と違うペースは、見せつけられるだけでも衝撃的でイラッとしがちですが、その際、不要なイライラをつくり出さないために、相手が自分にペースを合わせることを本当に要求しているのかどうかを確認することはとても重要です。

例：思いついたらそのつど連絡（メール、電話）してくる人。まとめてほしい

一般に、メールや電話を待つ目的でその場にいるのでないとき（仕事中など）にメールや電話がくるというのは「本来あるべき状態」とは違いますから、イラッとすることも多いもの。そんなときに「ペースを押しつけられた」「ペースを乱された」と被害者モードに入っていくと、イライラしてしまいます。

しかし、相手は本当にペースを押しつけようとしているのか、こちらのペースを乱そうとしているのか、ということについては確認が必要です。相手はただ自分のペースで、思いついたときに、おそらく忘れないように、連絡をしてきているだけであって、そのタイミングで返事をすることをこちらに要求していないのかもしれません。

電話の場合は確かに仕事を中断されますのでペースを乱されますが、メールの場合は、こちらには「まとめて返事をする」という選択肢があります。たとえば、自分のペースで、ある程度まとめて返事をするなどしてみて、相手からクレームが出なければ、相手は特にペースを押しつけようとしているわけではない、ということが確認できるでしょう。もしもクレームが出た場合は、双方が折り合う一定のルールを決めればよいと思います。

なお、電話の場合、可能であれば「電話をとらない時間帯」を設定することによって、状況をコントロールすることもできます。

特に相手との間に上下関係もないのにいつも相手のペースに巻きこまれてしまう、という人は、「なぜ自分は相手のペースに合わせているのだろうか」と考えてみましょう。自分のニーズを一段下に見るような意識を発見できるはずです。「自分のほうが我慢すればよい」という発想は、そこに「やらされている感」がある限り、被害者の発想です。こういうことに気づいたら、わざわざ自分から被害者役を申し出る必要もないな、と考えて、自分のペースでやってみましょう。

できるだけマイペースで生きていくということは、脱・「被害者モード」、つまり脱・イライラ体質のためにとても重要です。

●小さな「一日一善」の大きな効果

イライラは「被害者」の感情、ということを考えれば、「被害者」らしくない振る舞いをすることによってイライラから脱する、ということが可能になります。

たとえば、見知らぬ人に電車で席を譲《ゆず》ること。案外重要なのは「見知らぬ人」という部分です。知っている人に親切にすると、どうしても「見返り」を求めたくなるからです。そして、「感謝の仕方が悪い」などと、本来の目的を逸《そ》れて、かえって「被害者モード」に入ってしまったりします。

見知らぬ人に親切にすることのよい点は、相手がどう反応するかということではなく、「自分にはそんなに親切なところがある」という発見ができるところ。自分が「自分の意《い》思《し》で」「善をなし、幸せな状況をつくることができる」という発見なのです。

この時点で自分は主役になっていますね。

イライラしているときは、どうしても心が「被害者モード」になっていますから、やっと座れた席を譲るなんて、「これ以上損をするのか」という気持ちになりがちです。でも、潔く席を譲って、相手からも温かくお礼を言われる、というようなシーンは、生活の中であまり多くは体験できないもの。

小さくても、こんな主役クラスの満足を得ることができれば、イライラは忘れていられるはずです。一見「損」に見えることの中に「得」があるのですね。

親切にしても喜んでもらえないとすぐに「被害者モード」に陥ってしまう、という人は、人間相手ではなく、たとえば落ちている空き缶を拾って捨てる、などという行為がおすすめです。「なんで空き缶を捨てることくらいきちんとできないんだろう」などと「なんで？」によるイライラを抱え続けるよりも、さっさと自分で拾って捨ててしまったほうが、環境もきれいになりますし、さわやかな気持ちになるはずです。

自分が散らかした空き缶でもないのに「損」だ、と感じる人もいると思います。もちろん、捨てた人との関係性の中では、確かにこちら側が「つけを払わされている」と言うこともできます。

しかし、より大きな「つけ」は、イライラによって損《そこ》なわれる自分の時間です。

この例の場合は顕著《けんちょ》にわかると思いますが、落ちた空き缶を見ながら何もせずにイライラしているときは、手足を縛られたようなもの。自ら「環境をきれいにできない」という不自由をつくり出して、変えられない現実を前にイライラし続けているのです。

一方、さっさと捨ててしまう、というときには自由があります。環境を自分の好きなようにコントロールできると、イライラがなくなるのです。

こうして考えてみると、相手が人間の場合にも少し違う見方をすることができます。席を譲ってあげた相手が感謝しないとしても、少なくとも自分は「席を譲る」という形で美しい環境をつくり出すことができたのです。譲られた本人が失礼な態度をとったとしても、まわりで見ている人には「親切な人がいるものだ」という、よい印象を残したでしょう。そうやって、**自分が住むこの環境を、自分好みにコントロールしていくことは可能**なのです。

最終的に、この態度は、知っている人に対しても応用していくことができます。知っている人の場合、どうしても「これだけ尽くしているのだから……」という気持ちになってしまうもの。しかし、知らない人に対して小さな親切をするのと同じように、**見返りがなくても与える行為を重ねていくと、自分がつくり出したよい雰囲気が結果としてまわりにも伝わっていくのが感じられる**と思います。一人が「被害者モード」から脱すると、それは伝染する力があるのです。

▼マイペース、一日一善を実践

どうやってイライラを吹き飛ばすか

●相手のネガティブ思考を打破する法

例：まわりのモチベーションを下げる発言をする上司

「どうせできるわけがない」「うまくいくわけがない」などと言って、せっかくやる気になっている人の足を引っ張るタイプの人はいますね。それも上司であれば、気軽に「そういう言い方はやめてくださいよ」などと言えない場合も多いと思います。

また、ネガティブ思考の人は、「そういう言い方はやめてくださいよ」というような指摘をポジティブにとらえられないことが多いですから、自分を否定されたと思って反撃に出てくるかもしれません。上司からの反撃は、面倒なことになりがちです。

このような上司は、もちろん「本来あるべき状態」とは違っていて、かつコントロール不能ですから、イライラの対象となります。

自分一人であれば、「ここまでネガティブ思考になるということは何か事情があるのだろうな」「こんなことばかり言っていたら、今までもずいぶん嫌われてきたのだろうな」

などと頭の中で考えて、この上司を位置づけることはできるでしょう。
しかし、場所は職場。自分と共に働く同僚たちがいて、その人たちのモチベーションまで下がってしまうのは自分にとっても困ったことになります。
どのようにすれば、主体的に、好ましい影響をまわりに及ぼすことができるでしょうか。

このようなときには、「自分で文化を創《つく》る」という考え方をするとよいと思います。ネガティブなことを言う上司がいると、ついついみんながその「被害者」になってしまうのですが、まずは自分だけでも「被害者モード」から抜け出し、自由に振る舞うことはできるのです。

それは上司に「対して」おこなうのではありません。上司の発言は心の中で「相当なわけあり上司だな」と考え受け流した上で、違う状況のときに同僚や後輩に「この調子ならうまくいきそうだね」「頑張ってくれているから大丈夫そうだ」「何かあったらフォローするから言って」などと**前向きな声をかける**ようにするのです。すると、まわりのモチベーションは上がるでしょう。これは、自分が「ポジティブな文化」を創っていると言えます。

上司は上司でネガティブな文化を普及させようとしているのですが、こちらはそこから独立したところで、**着々とポジティブな文化を創っていけばよい**のです。どちらが人望を集めるか、と考えれば、結果は明らかでしょう。人は、自分の頑張りを認めてくれる人が好きですし、希望を感じさせてくれる人が好きなのです。

「被害者モード」にとどまっている限り、主役は、嫌な上司。「あの上司さえあんなことを言わなければ……」「隣の課の課長みたいな人だったらよかったのに……」などと思っていると、自分のモチベーションも下がってしまいます。

でも、仕事は上司のためにしているのではありません。経済的な事情で仕事をしているにしろ何にしろ、仕事のために自分の人生の時間とエネルギーを費やしていることは事実。**自分が主役になって、自分が「こう働きたい」と思う姿勢で働くことは常に可能**なのです。

それが結果としてまわりにも影響を与え、自分が働く環境を好ましいものにしていきます。つまり、自分の環境すら、コントロールしていくことができるのです。

例：口だけで動こうとしない人

こんな人が近くにいてもイライラしがちですが、ここもやはり自分で文化を創ることができるタイミングです。「なんで口だけなの？」と「被害者モード」に陥ってしまうのではなく、自分は「有言実行」の文化を創ろう、と思えば、ついてきてくれる人は必ずいるでしょう。そのほうが本来気持ちのよいことだからです。

●笑いは「被害者度」を下げる

最近、お腹の底から笑ったのはいつですか？

今日一日を振り返って、つい笑ってしまったタイミングは何回ありましたか？

「笑い」は、イライラを吹き飛ばす、とてもよい方法です。

そもそも、**笑いながらイライラすることは不可能**です。笑っている限り、人はイライラすることができないのです。ですから、「笑い」に注目することは、脱・イライラの決め手にすらなります。

笑いは、心身に直接の効果を与えます。笑うことによって全身がリラックスし、イライラしているときとは異なる状態になります。イライラしているときには、どちらかと言うと、筋肉がこわばり、呼吸も短く荒くなりますね。笑うと、そのあたりの緊張がすっと解けていくのがわかります。

イライラしているとき、**口角《こうかく》を上げて笑った顔をつくるだけでも、少しリラックス効果を感じる**と思います。できればそんな自分の顔を鏡で見て笑ってしまうとよいでしょう。

笑うことは、単にリラックス効果があるだけでなく、自分には力があるという感覚ももたらしてくれます。

たとえば、災害や事件などひどい体験に打ちのめされてしまった人は、大きな衝撃の中、「自分は笑える」ということすら忘れてしまいがちです。でも、何かおかしいことに触れて、つい笑ってしまう、ということが起こると、「自分にはまだものを楽しむ力が残っていたのだ」と思い出すのです。それがきっかけとなって回復が進むことも少なくありません。

笑いが力につながるものである一方で、イライラは自分を無力化する感情。

イライラしているときの感じ方は「笑ってなどいる場合ではない」というものでしょう。つまり、私たちはイライラしている間、自分に「楽しむことをゆるしていない」とも言えるのです。

これは考えてみれば変な話です。私たちはまわりの状況や人によってイライラ「させられている」と思っているのに、その上、楽しむことを自分で自分にゆるしていない、ということなのです。状況がどうであれ、楽しむ自由も能力も、本当は常にあるのですよね。

イライラしているときに「笑ってなどいる場合ではない」と感じるのは典型的な例ですが、こうやって、イライラは自分の被害者度をさらに強めるものです。

前述したように、イライラと笑いは共存できません。ですから、まずは、笑って楽しむところから、脱・「被害者モード」を始めてみましょう。

笑うことは、137ページでお話しした、「今」に集中する「身体の使い方」そのものですので、過去の呪縛《じゅばく》を解いて気持ちを切り替える効果もあります。大笑いしたあとには、自分がイライラしていた状況がじつは大したことでないように思えたり、自分に嫌な思いをさせた相手がじつは「かわいそうな、生きづらい人」だと思えたりするかもしれません。よく笑ったあとにイライラの世界に戻るのは面倒に感じられて、「もういいや」と思うことも多いでしょう。

何かで大笑いするのもよいことですが、**日頃からユーモアを持つ**というのもイライラ体質を治《なお》すためのよい方法です。

ユーモアは、最高レベルの「主体性の発揮」だと言えます。物事を「おもしろおかしいこと」として自分で位置づけているからです。ユーモアのある人の生活に笑いがあふれているのは、その人が特に恵まれているからではなく、物事が「おもしろおかしいこと」に見えるよう、自分でコントロールしているからだと言えますね。

●小さな「ゆとり」＝「自分のための時間」を持つ

「ゆとり」という言葉を見て、「無理！」とイライラした人もいるかもしれませんね。

ゆとりのある生活は、現代社会に生きる私たちにとって、なかなかむずかしいもの。

「この仕事さえ終われば……」「今抱えていることが一段落すれば……」「時間ができたら……」と、「いつかゆとりができたら」を夢見つつ、じつはそれが実現したことがない、という人は多いのではないでしょうか。いつまでたっても「ゆとり」ができない自分の生活に、イライラしている人もいると思います。

これはじつは当然のことだとも言えます。「ゆとり」というのは、「しなければならないことの量」の問題という以上に、心の姿勢の問題だからです。

「ゆとりがない」と感じる気持ちは、「被害者モード」に陥っている証拠です。「忙しいせいで……」「時間がないせいで……」「やることが多すぎるせいで……」というのは、いずれも「○○のせいで……」ですね。

「忙しさ」についても、「被害」と「被害者モード」を区別していくと過ごしやすくなります。物理的にやらなければいけないことがたくさんあるのは、現実的な「被害」、つまり、たいへんなことです。

でもそのことと、それを「被害者モード」でおこなうこと、つまり常に「余裕がない！」「これさえ終われば……」という気持ちでいることは、別のことです。

心の姿勢に注目しさえすれば、仕事をやめて田舎で暮らすなどということをしなくても、

「ゆとり」はいつでも実現可能です。

ほんの短い時間でよいのです。ゆっくりお茶を飲む、自分が好きな本を読む、好きな音楽を聴く、などということができれば上々。このような「自分のための時間」を、自分の意思で持つことが「ゆとり」です。「さあ、この時間は自分のために使おう」と勇気を出して、その「今」に集中するだけで、「被害者モード」から抜け出す力になります。その後また忙しい仕事に戻っても、「被害者モード」にどっぷりつかっていたときとは感じ方が変わっているはずです。前よりも自分の力を感じながら仕事に取り組めるでしょう。

でも、本当に忙しいときには、文字通り、ゆっくりお茶を飲む時間すらないかもしれませんね。そこでも「お茶を飲む時間すらない」「最近本なんてまったく読めていない」というところにはまっていってしまうと、「被害者モード」になり逆効果です。

そんなときに役立つ考え方は、ある一瞬でよいので、「自分の時間にする」こと。とても手軽なのが、「きちんとする」ことです。使った物を元の場所に戻す、というのは、片づけ術としてはよく知られたものですが、じつはそのような実用的な効果にとどまらず、「自分は物のケアをきちんとできている」「自分は身のまわりに秩序をつくることができている」という「ゆとり」ももたらすのです。

あるいは、脱いだ靴をそろえる、というようなこともとても効果的です。「忙しい！」

と「被害者モード」にはまってイライラしているときには、「靴をそろえている暇もない！」と感じがちです。しかし、靴をそろえるのは数秒でできること。「そんな暇はない！」とイライラしている間にできてしまいます。すると、「忙しすぎて何もできない！」と言っていた「被害者モード」から、「秩序は自分でつくれる」「快適な空間を自分でつくれる」主体的な存在になれるのです。

これらは、「今」にいるという観点からも効果的な方法ですね。

ポイントはあくまでも、**「ちょっとしたこと」であるところ。**「オフィスを大掃除する」「いらないものを全部捨てる」などという大きな目標を立ててしまうと、それを実現させてくれない現実にイライラするようになってしまいます。

●イライラしている他人に対して

イライラしている人は、不愉快でもあり、怖くもありますね。その姿は、一般に「攻撃的」に見えます。

しかし、イライラから「攻撃」を感じ取ってしまうと、話がややこしくなります。萎縮《いしゅく》してしまったり、こちらも「反撃」としてイライラしてしまったり、などということも出てくるでしょう。

イライラしている他人に対して、最もうまく関わるにはどうしたらよいのでしょうか。

ここまでに見てきたように、イライラというのは「無力な被害者」の感情。まわりに向かって「自分ではどうしようもないから、なんとかして」と言っている存在です。人にものを頼むときの「本来あるべき状態」は、何に困っているかを説明してお願いする、というものですが、イライラしている人たちは、そうすることもできず、だだっ子のようにただまわりにイライラをぶつけて「なんとかしろ」と言っているだけです。その本質が「無力な被害者」であることに変わりはありません。

本書を読まれた方であれば、イライラしている人たちの見かけ上の「攻撃」にまどわされることなく、その本質がわかるでしょう。「○○のせいで……」という「被害者モード」から逃れられず、「○○」が変わらない限り自分の状態も改善しないと信じている、かわいそうな人なのです。


ですから、イライラしている人を見たら、まずは「嫌な人」「怖い人」と見るのではなく、「かわいそうな人」として見るようにしましょう。**「自分の状況を自分で改善することができない、かわいそうな人」**ということなのです。

「自分が攻撃されている」と見るのではなく、「相手がかわいそうな人なのだ」と見ることによって、相手のイライラに対して自分が「バリア」を張ることができます。イライラのエネルギーから直接の影響を受けずにすむのです。

また、相手のイライラに対してイライラするのも防げるでしょう。前にも述べましたが、人がイライラする姿は「本来あるべき状態」からの逸脱。でも、相手を「イライラしている」と見るのではなく「困っている」と見れば、人間として共感することも可能になるでしょう。あるいは、「困るのはわかるけど、いくらなんでもそこまでイライラする？」と笑ってしまうかもしれません。

そうやって自分の姿勢を定めた上で、相手のイライラを鎮《しず》めたければ、自分のイライラに対処するのと同じ方法をとりましょう。まずは、「こういうときってイライラするよね、ひどい目に遭《あ》ったよね」とそのイライラを肯定します。

よく、イライラしている人に向かって、「イライラしても仕方ないでしょう」「私はなんとも思わないよ」などと教え諭《さと》そうとする人がいますが、それは相手をかえってイライラさせるものです。

本書をここまでお読みいただければその理由がわかると思いますが、「イライラしている自分という現実の受け入れ」や、「衝撃をできるだけ早く乗り越えるためには感情を肯定することが必要」というテーマから考えれば、「イライラしても仕方がない」「私はなんとも思わない」などという態度そのものが、脱・イライラの妨げになってしまうのです。

相手のイライラを肯定する、というのは、なにも相手と一緒にイライラするということではありません。イライラするのはあくまでも「相手の事情」ですから、こちらは一緒になる必要はないのです。

コツは、イライラする相手を「困っている相手」として見て、「たいへんだよね」と寄り添うような感覚でいること。イライラの内容を肯定するというよりも、「たいへんな時って本当にいろいろな反応が出るよね」という気持ちでいることです。

「○○のせいで……」と思っている相手から「○○」の悪口を言われて同意を求められても、「たいへんだよね」という枠内に収めるようにすれば、一緒に「被害者モード」に陥らずにすみます。

▼イライラ撃退の手立ては身近にある

ついにイライラを手放すとき

●脱・イライラは中毒になるほどの快感

第１章でお話しした通り、人間である限り、「イラッとする」ことから完全に自由になる日は来ないと考えておいてよいでしょう。それは生き物としての人間に備わった自然な防御反応だからです。

また、本書を読みこなしても、状況によって、特に衝撃を受けてしまったときには、イライラに陥ってしまう、ということもあるでしょう。

じつは、このことは、決して悲観的にとらえる必要のないことです。なぜかと言うと、イライラする回数が多いだけ、それを手放す喜びを体験できる回数も保証されるからです。

イライラをどうにかしたいと考えるとき、私たちの目はどうしても「イライラ」そのものに向きがち。イライラはもちろん気分の悪い感情ですから、「イライラをどうしたものか」と考えている限り、気分は暗いですね。

でも、「イライラを手放すときの快感」に目を向けてみると、まるで世界が違ってきます。

自分をイライラさせる人は忍耐の先生、などと言われますが、これを「堪《た》え忍ぶべし」というふうに解釈している限り、イライラから解放される日は来ないでしょう。イライラは我慢すると膨張《ぼうちょう》しますし、「イライラ」させられただけでなく「我慢」までさせられる、ということになると、「被害者モード」が倍になる、ということはすでに見てきましたね。

それよりも学ぶ価値のあることは、イライラを手放したときのすばらしい快感。イライラのエネルギーで自分を締めつけているところから、「まあここでイライラしても仕方ないな」とそれを手放したときのスーッとする快感は、中毒になるほど気持ちがよいものです。

170ページで、笑うとイライラしていたときの緊張が解ける、というお話をしましたが、その状態を、何かに笑ってしまわなくても、自分でつくり出すことができるのです。「イライラをどうすべきか」などということとはまったく別の次元で、自分を解放することは本当に気持ちのよいもの。「なあんだ、自分を縛りつけるものなんて、何もなかったんだ」と、のびのびと広がる人生を感じられるはずです。この感じ方こそが、「力のある主役」の感じ方なのです。

無料でそんなよい気持ちを味わえるのですから、利用しない手はありません。

私たちは、温泉に行ったり、マッサージを受けたり、いろいろな形でリラックスすることが好きですよね。イライラを手放すというのも、リラックスの一つの方法と考えれば、見え方がぐっと変わってくるはずです。お金がかからないだけでなく、「今この場で」できる、なんともお手軽なリラックス法なのですから。

しかも、まわりから「人間ができている」などと評価される、というおまけつきです。

このスーッとする感じが最もリアルに体験できるのが、人と対立して、口論などになったときです。口論と言えば、一般に目的は「勝つこと」。こちらの論理に屈しない相手にはイライラしますし、それをなんとか打ち負かそうと、イライラのエネルギーを向けていきます。

しかし、口論とは、そもそも意見が違うから始まるもの。意見の違いを扱う場を、「闘いの場」ではなく、**「違う事情を持ったもの同士の折り合いの場」**と考えれば、その目的は「勝つこと」ではなく、「うまく折り合うこと」となります。

その目的からは、イライラのエネルギーは百害あって一利なし。イライラはコントロールのむずかしい感情ですし、イライラをぶつけられた側は「攻撃された」ととって反撃してくるでしょう。無駄なところにエネルギーが浪費されて話がこじれるのも当然です。

こんなときには、お互いにイライラの綱引きをしているようなもの。本当の意味での「勝者」は、その「綱」からさっさと手を離す側です。どうやって離すのかというと、「ひどい言い方をしてごめんね」「感情的になって大人げなかった」と謝り、その場を、メンツ中心の「口論」の場から、実質的な成果を得るための「折り合い」の場に進化させればよいのです。

この時点で、謝った側は、軌道修正の立役者。つまり、場の主役になっています。謝られたほうは、相手が綱から手を離してしまった以上、もはや綱引きを続けることはできませんから、「こっちこそ言いすぎてごめん」とか「いや、わかってくれればいいんだ」などとトーンダウンするはずです。こちらのもくろみ通り、場の空気が変わった、ということになります。

そのように、その場の空気を支配したという意味でも「勝ち」なのですが、なんと言っても、**キリキリと張りつめた綱引き状態からスッと手を離すときの快感**は、経験した人にしかわからないもの。身体中がリラックスして感じるものなのです。口論は高じるとかなりの緊張状態をつくり出しますが、それを手放すときのなんとも言えないリラックス感は、なかなか得がたい体験となります。

もちろん、ここで譲っているのは「口論」という形式のみであって、自分が主張している内容を譲っているわけではありません。ましてや、相手の主張をそっくり飲みこむ、ということでもありません。

リラックスすれば、「どのように説得すれば相手は動くか」をよく考えることもできるでしょう。すでにお話ししましたが、相手に何を期待できるかということを現実的に考え、かつ、その伝え方を「自分が困っているからお願い」という形式にすることで、かなりの程度自分の思い通りに相手を動かせるはずです。

イライラしていると「被害者モード」にとらわれていますから、このような主体的な作業はできません。

また、ここでのポイントは、「主体性」だけではなく、「今」でもあります。口論しているときの私たちは、「過去」からいろいろなデータを引っ張ってきては自己正当化したり、「未来」の心配を訴えては相手を攻撃したりするものです。

形だけ「自分が困っているからお願い」にしようとしても、ついつい頭を「過去」に持っていかれてしまい、「そもそもあなたはあのとき……」と戻りがち。すると、せっかく協力する気になっていた相手は、そこに人格攻撃を感じ取り、一気にやる気を失ってしまいます。

相手と折り合う力を最も発揮できるのは、「今」に集中するとき。「どうせ」を手放し、

「今」目の前にいる相手に直接気持ちを伝えていくことで、思った以上の成果を得ることができるでしょう。

●「自分こそが正しい」はあくまで「自分が感じる正しさ」

自分の心を楽にする方法として、イライラを手放すという考え方はわかった。また、相手に合わせて自分の「べき」を調整していく、というやり方もわかった。「べき」が人を無力化するということも、一定範囲では理解した。しかし、すべての「べき」を手放すことにはどうしても抵抗がある。「べき」は、「正しさ」を守るためにやはり必要なものなのではないか。そんな気持ちが残っている方がおられるでしょうか。

「正義」については60ページで触れましたが、「正しさ」は「べき」をつくりますから、どうしてもイライラにつながります。ですから、ここで「正しさ」について改めて考えておきましょう。

そもそも「絶対的に正しいこと」などあるのでしょうか？

文化によって、またそれぞれの事情によって、ものの見方はさまざまです。たとえば「親を大切にしよう」などというのは一般に「絶対的に正しいこと」であるかのように思われているかもしれませんが、親からひどい虐待《ぎゃくたい》を受けてきた人にその「正しさ」を押しつけてしまうと、致命的に傷つけることにもなりかねません。

そんなのは例外だ、と思うかもしれませんが、世の中には「例外」がたくさんあります。「絶対的に正しいこと」と言うためには、例外があってはならないはずなのですが、そんなものはなかなか見あたりません。

法律などで規定されているものは、社会的にはそれなりに「絶対的」な位置づけになってはいるものの、その内容は国によってずいぶん異なったりしています。同じ国の中でも、ある法律を「妥当」と感じる人もいれば感じない人もいます。

つまり、法律などの社会的な仕組みも主観の平均値からつくられているだけであって、「絶対的に正しいこと」と言えるわけではないのです。


自分が何かを「正しい」と感じるとき、それを「絶対的に正しいこと」と思いこむのではなく、あくまでも「自分が感じる正しさ」なのだという認識を持っておくことはとても重要です。もちろんこれは、「相手には相手の感じる正しさがある」という認識と同じことです。

じつは、相手とのやりとりの中で自分が望む方向に結論を持っていくためには、この認識が必要なのです。「自分こそが（絶対的に）正しい」という感覚を持っている限り、結果のコントロールはむずかしいでしょう。

確かに、自分が望む方向は自分にとっては「正しい」ことだと言えます。しかしそれは自分の事情を反映した「自分が感じる正しさ」であって、相手には相手の事情があり、相手が「正しい」と感じることはまた別なのです。

「自分は正しい」ということと「自分こそが正しい」ということは似て非なるもの。「自分は正しい」の前には（自分の事情からは）というカッコ書きが入りますが、「自分こそが正しい」ということになってしまうと、それが唯一絶対の真理のようになってしまいます。

別の事情を抱えた相手がそれに反発を覚えるのは当然のことです。それは相手の「正しさ」を否定することになってしまうからです。

「あなたの意見は違うかもしれないけれども、私はこう困っているから、お願い」という頼み方であれば、相手は自分の感じ方も尊重された上でお願いされているのですから、「ここはひと肌脱いで協力してあげよう」と思えるでしょう。

自分が「正しい」と思う方向に物事を進めたければ、「自分こそが正しい」をまず手放す必要があるのです。

マナーなどもそうなのですが、「べき」とは、「自分こそが正しい」という感覚に基づくものです。「自分こそが正しい」と思っているから、そうできない相手にイライラするのです。

イライラから解放されるためには、「自分こそが正しい」を手放さなければならない瞬間が必ずあります。これは、「相手が正しい」と降伏するという意味ではなく、「自分も相手も正しい」と認識する、ということです。

先ほどお話ししたように、それぞれの事情を考えれば、それぞれにとっての「正しさ」は違って当然です。そして、どちらが本当に正しいのかを決める必要はないのです。

法律などを決めるときにも「本当に正しいのは誰か」を決めているわけではありません。あくまでも、共に暮らす社会のルールをつくるための「意見の集約」をしているだけであって、そこで決まったことを守るというだけです。そこで決まったことが「正しい」わけではないのです。

全般に、**「本当に正しいのはどちらか」を決めることに意味はありません。**それぞれの人にはそれぞれの「正しさ」があるというのが現実であり、それに逆《さか》らって「絶対的に正しいこと」という軸を持ちこもうとするからイライラするのです。

じつは「自分こそ正しい」と思いたくなる気持ちこそ、「被害者モード」に特徴的な、受け身的な姿勢だと言えます。自分が人生の主役であれば、他人から「正しさ」を認定してもらう必要などなく、ただ自分が正しいと思ったことをしていけばよいはずです。しかし、人から「正しい」と認めてもらえないと気がすまない、ということであれば、「他人」を主役にした、他者依存的な不安があるのだと思います。

自分は自分の美意識に基づいて生きていく。他の人は、それぞれの事情を反映して、それぞれの美意識や被害者意識に基づいた行動をとっていく。それが社会というものの現実であって、そこに決着をつける必要などありませんし、決着をつけることなど不可能なのです。

現実的に改善したいことがあれば、本書でお話ししたようなやり方で、「自分が困っているからお願い」と頼んでいけばよいだけです。

●それでもイライラを手放せない人へ

本書をここまで読んできて、理屈はよくわかってもなおイライラを手放せない、という人は少なくないと思います。それはむしろ当たり前のことで、まったく問題はありません。

脱・イライラのステップは、**まずは理屈が腑《ふ》に落ちる――↓「やってみたい」と思う――↓難易度の低いときにやってみて、「できる」「こちらのほうが気持ちがよい」という感覚をだんだんつかんでいく――↓より大きなイライラにも挑戦していく**、という形で進めていくものです。

それは一種のトレーニング。筋肉を鍛《きた》えるのと同じことで、筋トレの仕方がわかったからと言って、急に大きな筋肉がつくわけではありません。

「現実を受け入れる」ことは、脱・イライラの最初のステップでしたね。「現在の自分にはこれくらいしか筋肉がない」と現実を受け入れた上で、「これからもコツコツやっていこう」と思えれば、それでよいのです。イライラについてもまったく同じことです。

それでも、トレーニングの仕方を知っているのと知らないのとでは大違いです。時間の経過にともない、その違いはどんどん大きくなってくるでしょう。

現実という壁に「変われ、変われ」と身をぶつけながらボロボロの「被害者モード」の人生を歩むのか。それとも、「イライラしないほうを選ぶ」という人生の羅《ら》針盤《しんばん》を持って生きていくのか。もちろん後者のほうが、主役クラスの人生を、のびのびと過ごせるようになっていくでしょう。

その違いをつくるのが、「イライラは無力な被害者の感情」「イライラする先に未来は開けない」「イライラを手放しても損をしないどころか、得をする」ということを知っているかいないか、ということになるのです。

本書を読んで、「理屈はわかっても、イライラなんて手放せない！」とイライラした方は、ちょっと考えてみる必要があります。じつは、その感じ方こそ、「被害者モード」にあることを示すものだからです。

本書を読んでイライラした方は、本書全体を、「イライラを手放すべき」というトーンで読んでしまったのでしょう。本から「べき」を押しつけられたと思ったら、その感想は「そんなのできっこない！」というイライラになるのも当たり前です。

イライラしている人は、本書の「被害者」になってしまっているわけですが、お金を払って本を買い、時間とエネルギーを使って読んで、わざわざ「被害者」になるのも変な話です。

本書で繰り返しお話ししてきたように、脱・イライラの本質は、「無力な被害者」から抜け出して「力のある主体」になること。主体的な存在になるということは、「べき」から脱出して、自分で決めたり楽しんだりするということです。つまり、脱・イライラについても、「イライラを手放すべき」と考えるのではなく、「イライラを手放したい」と思うことなのです。

また、「べき」であれば完璧主義に陥ってしまいがちですが、主体的に取り組むのならつまみ食いでもまったくかまわないのです。本書の内容を全部消化するのがいやだったら、現時点の自分が「ここなら納得」と思うところだけ、つまみ食いしてみましょう。「イライラを手放してみるとどうなるか、試してみよう」「いったん、相手には事情があると考えてみて、自分の気持ちを観察してみよう」と実験してみることも、主体性を取り戻す一つの方法です。

実験する余裕は「被害者」にはないものですから、「試してみよう」と思っている時点でその人は「主役」ということになります。

ここまでのことがわかってもなお、イライラを手放すことを「絶対に不可能」と感じたり、本書の考え方全体に強い警戒心を抱いたりするのであれば、それは過去からの心の傷との関連が深いのかもしれません。

特に、些細《ささい》なことで、ひどくイライラし、そのイライラが長時間持続して手放せない、というタイプの人は、心の傷からくるイライラである可能性が高いです。

虐待やいじめなどによって人から傷つけられてきた人は、自分を必死で守って生きています。深刻な心の傷を受けるような環境は、強い「衝撃」の連続です。常にピリピリと警戒態勢でいなければ、生き延びられません。

それは虐待下のような異常な環境では生き延びるための唯一の道だったと思いますが、

今の日常生活においてはむしろ非適応的で、自分を不幸にする姿勢になってしまっています。「すぐキレる人」などと思われて対人関係がうまくいかないことも多いですし、自分でも感情コントロールがむずかしくて生きづらさを感じているかもしれません。

あるいは、ほとんどの人に対して警戒的になってしまうため人を避けて生きることになり、本来であれば楽しめるはずの機会から自らを遠ざけてしまっているかもしれません。

心身に刻《きざ》まれてしまっているこれらのパターンは、ここまでの経過を考えれば仕方がないことですから、まずは現状を肯定するところから始めることが必要です。

心の傷からくる強いイライラが現在の自分にあるということを受け入れ、たいへんだった自分をいたわる（「被害」を認める）と同時に、かつて自分を傷つけた人からすり込まれたパターンに従って生きるのではない、「もう一つの選択肢」があるのだ、ということを知っていきましょう。**「もう一つの選択肢」とは、ありのままの自分でのびのびと生きていく、というものです。**

ご自分が該当すると思われる方は、ぜひ拙著『対人関係療法でなおす　トラウマ・ＰＴＳＤ』（創元社）などを読んでいただき、自分に何が起こっているのか、自分はなぜこんなにイライラしやすいのかを知っていただきたいと思います。それが、新たな人生の第一歩となるでしょう。

「無力な被害者」としての人生から「力のある主体」としての人生に自らが転じることを、骨の髄《ずい》から理解できる体験になっていくと思います。

▼「イライラを手放したい」と思うことから始まる

第6章

心の強い人間に変わっていく

イライラをまき散らしてしまったあとはどうするか

●「主役」の座に戻るチャンス

イライラによる問題の一つが、それが他人との関係にマイナスの影響を及ぼすというもの。最悪なのは、まったく関係のない他人に自分のイライラをぶつけてしまう、というケースでしょう。

あるいは、相手が自分をイライラさせた当事者であるとしても、必要以上にイライラしてしまって関係が悪くなることもあります。

できるだけ自分のイライラをまき散らさないように多くの人が自制していると思いますが、なかなか苦しいものですし、人間は完璧ではありませんから、不本意ながらイライラをまき散らしてしまう、ということは起こるもの。

そんなときにはどうしたらよいのかを見ていきましょう。

じつは、イライラをまき散らしてしまったあとこそ、「無力な被害者」の座から「主役」の座に戻る絶好のチャンス。このチャンスを逃す手はありません。一般に「気まずい」などと思われるタイミングですが、とんでもないのです。

「気まずい」という思いは、他人を主役にしている感じ方。自分が他人からどう思われるか、ということが気になるので、気まずいのです。他人が主役、という意味では、「被害者モード」と同じ構造です。そこにとどまったままでは、今回のイライラの始末がうまくできないだけでなく、これからも「被害者モード」まっしぐらの人生になってしまうでしょう。

主役になるということは、**自分の問題は自分の問題として引き取る**ということ。自分は困っていたのだということを認め、本来「困っているから助けて」と頼むべきだったところを、「被害者モード」に陥《おちい》り、イライラを周囲にぶつけるという不適切な対応をしてしまった点を詫《わ》びる、ということなのです。

イライラをぶつけられた相手は、そこに「攻撃」を感じ、「自分がやられた」と「被害者モード」に陥っているかもしれませんが、「さっきは余裕がなかったから八つ当たりしてごめんね」と謝れば、どちらの問題であるのかが明確になるでしょう。

自分で納得がいく整理とお詫びができれば、あとはどういう反応をしようと相手の自由です。89ページでお話ししましたが、人間は衝撃を受けるとそれなりのプロセスを乗り越えなければならないもの。こちらのイライラをぶつけられた相手は、衝撃を受けたかもしれず、いくら謝られても、感情的に受け入れるのにはしばらく時間が必要であるかもしれません。

それを「相手に必要なプロセスなのだな」と考えて尊重することができれば、「主役」になれます。衝撃を受けた人が、いつ、どういう形でそれをゆるす気になるかというのは、その人が回復にどの程度の時間を要するかによるものです。

「謝ったのにゆるしてくれない」と不満に思っているときは、「きちんと謝ればゆるすべき」を相手に押しつけていて、回復に必要なプロセスも認めてあげていない、ということになります。

また、イライラしたことを詫びたときに他人がゆるしてくれれば救われるし、そうでなければ打ちのめされる、というのでは、いつまでも主語は他人のままで、「○○のせいで……」というのとまったく変わりません。相手の反応が気になる、というのは「被害者モード」にとどまったままの姿勢なのです。

謝るのは、相手にゆるしてもらうためではなく、あくまでも「自分の問題は自分の問題として引き取る」という美意識に基づいておこなう主体的な行動なのだ、と考えるとわかりやすいでしょう。「ゆるしてもらうためには謝るべき」ではなく「自分のこととして謝りたい」のです。

ここでお話ししてきたことは、じつは、相手についてもその「被害」と「被害者モード」を区別する、という話になります。

自分が相手にイライラをぶつけた、相手はそれによって不愉快な思いをした、というところまでは相手が実際に受けた「被害」です。それはきちんと認めてあげる必要があります。

「さっきは余裕がなかったから八つ当たりしてごめんね」という謝り方は、相手の「被害」を認めている言い方です。

一方、「相手がゆるしてくれるだろうか」というところに注目してしまうときは、相手の「被害者モード」に注目しているときだと言えます。相手がいつゆるすか、というのは相手がいつ「被害者モード」から抜け出すか、ということによるからです。

そして、「ゆるして」と相手に迫って相手のゆるしのペースを乱したり、ゆるしてもらうために自己正当化を始めたり、ゆるしてくれない相手にイライラしたり……ということになってくると、お互いが「被害者モード」を加速し合うことになってしまいます。

相手が相手自身の「被害者モード」とどう関わるかは、相手の事情です。それをこちらがコントロールできないのは当然のこと。「いつまでも『被害者モード』に陥っていないで」などと干渉してしまうと、「よけいなお世話」と感じた相手はさらに「被害者モード」を強めるでしょう。

相手ができるだけ早く「被害者モード」から回復するためにこちらにできることは、自分自身が「被害者モード」から抜け出す、ということなのです。

それは、相手の「被害」だけを認めることにつながり、「被害」を認めてもらった相手は「被害者モード」から回復しやすくなります。

そんな形で、結果として相手に影響を及ぼすことは可能なのです。

●罪悪感には問題がある

イライラをまき散らしてしまったあとに罪悪感を持つ人も少なくないと思います。これは「気まずい」にも通じる感覚でしょう。

罪悪感は自分を責める気持ちですから、一見「よく反省している」というふうに思われるかもしれませんが、じつはそんなことはありません。**罪悪感はとても自己中心的な感情なのです。**

罪悪感を持つとき、私たちは自分のことしか考えておらず、イライラをぶつけられた相手のことは眼中にないからです。「あの人にイライラをぶつけてしまって……」と枕詞《まくらことば》のようにはつくかもしれませんが、**「こんなに悪い私」「ゆるされない私」など、考えることは全部自分のことばかり。**

イライラをぶつけられたほうから見れば、勝手にイライラをぶつけられ、その後は自分に背を向ける形で勝手にいじけられ、と、なにも報《むく》われることはないのです。そして、そのいじけぶりを見ているうちに、「もういいよ」と言ってあげなければならないような気になることもあります。罪悪感は操作的ですらあるのです。

それよりは、「さっきはごめんね。本当にパニックになってしまって、八つ当たりしてしまって」と誠実に謝罪されたほうが、どれほど人間として尊重されているように感じるでしょう。きちんと自分の「被害」を認めてもらえている感覚が持てるはずです。

罪悪感は自分中心の感情と言われると、自分が主役なのだからよいのではないか、と思う人もいるかもしれません。しかし、そうではないのです。

相手に背中を向けて「こんなに悪い私」「ゆるされない私」とつぶやくことで、相手から「もういいよ、ゆるしてあげるよ」と言ってもらうのを待っているのでは、主役は相手のほうで、自分ではありません。

主役というのは、相手のことも考えながら、主体的に状況をコントロールしていく存在なのです。罪悪感を手放してはじめて、人は「自分がやったこと」「相手が受けた被害」に主体的に向き合えると言えます。

▼相手との関係を悪化させない向き合い方

「強い誰か」は自分！

●「強い誰か」を待つ心理

イライラは、「無力な被害者」の感情。そして、イライラのもとにある「べき」は、人を無力化するもの。それを、本書を通して見てきました。

これは、いろいろなところで検証することができます。

たとえば、世相にイライラしている人は、「誰か強いリーダーが出てきてビシッとしてくれること」を期待している場合が多いものです。

しかし、本書でも見てきたように、社会の現実は、「必然としての『本来あるべき状態』」にあって、特定の誰かがその人の考える「べき」をビシッと押しつけたからといって変わるような性質のものでもありません。一見変わったようであっても、あとで必ず揺り戻しが来たり、どこかにひずみが出たりするものです。

歴史を見れば、イライラするくらいしかできない、無力化した人たちが「誰か強いリーダーが出てきてビシッとしてくれること」を期待した結果、取り返しがつかない方向に社会が進んでしまい、悲しい結果を生み出した例をいくつも見つけることができます。自分たちが望んだ「強い誰か」がどんな方向に暴走しようと、それを食い止めることができないのですから、本当に無力なことです。

満足のいかない世相にイライラすることも、「強い誰か」を待つことも、じつはどちらも「無力な被害者」の立場での話。現状をどうすることもできずにイライラするのも、「強い誰か」にすべてを委《ゆだ》ねるのも、どちらも「コントロールできていない」という意味では同じことなのです。

「無力な被害者」そのものから抜け出さなければ、自分たちが暮らす環境をコントロールすることができないのは、考えてみれば当然のことだと言えます。

これは、大きな社会についてだけでなく、会社などの組織についても言えることです。

●こうして自分の持っている力を取り戻す

本書では、現状をどうすることもできずイライラするのでもなく、「強い誰か」が全部解決してくれるのを望むのでもない、「もう一つの選択肢」についてお話ししてきました。それは、自分が主体的な存在になること。その本質は、自分自身が「被害者モード」から抜け出すことです。

本書でお話ししてきたようなことは、個人的には役立つけれども、社会にはとても影響を与えないだろう、と思われるでしょうか。

しかし、すでに見てきたように、一人がイライラを手放し「被害者モード」から抜け出すことは、まわりの人たちに少なからぬ影響を与えます。

一人が何人かに影響を与え、その何人かのそれぞれが、また何人かに影響を与え……というふうに考えていけば、自分の行動は結果として社会に影響を与えるのです。

ここで「どうせ社会など変わらない」と感じる人は、それが「被害者モード」の感じ方だということを思い出してみてください。

「どうせ」と決めつけるのではなく、まずは自分が「被害者モード」から抜け出す「一人」になろう、と「選ぶ」ことは可能なはずです。必要なのは、イライラしたり、「べき」で考えたりすることが、自分を無力化することだと気づくこと。そして、本来自分が持っている力を取り戻すために、「べき」を「したい」に変えていくことです。

そうやって一人一人が「主役」になれば、つまり、一人一人が「自分こそが『強い誰か』なのだ」と気づけば、生活環境はずいぶんコントロール可能なものになるはずです。

●「本当に強い人」になっていく！

「べき」で生きている人は、「強い」と思われがちです。自分の信念を持ち、それを曲げず、他人との間でもそれを強く押し通していく……それこそ、「強いリーダー」の姿ですね。

しかし、本書でお話ししてきたことは、「べき」こそが人を弱くする、ということ。

本書の最後に、「べき」について改めて検証しておきましょう。

「べき」にエネルギーを供給するのは不安だということを46ページでお話ししました。

「べき」で生きているとき、それが満たされないと私たちは何らかの形で不安になります。その不安は必ずしも「不安」として自覚されるわけではありません。比較的多いのは、本人が不安として自覚することなく、他人に何らかの行動や感じ方を押しつける、という形で表れるケースです。

他人に頑《がん》として何かを押しつけているとき、その実体が「不安」だということは一見してわかりにくいのですが、「他人に何かを押しつける」というのは、自分自身の不安の解消のためにおこなわれる性質のものです。

その実体が不安であることを知るためには、「もしも他人がそれをやってくれなかったら」と考えてみるとわかると思います。

そこで起こる反応は、多くの場合怒りだと思いますが、なぜ怒るのか、相手が言うことを聞かないとどうなってしまうと思うのか、ということを考えていくと、そこにある「不安」がわかってくるはずです。

つまり、「べき」で生きている人は、一見強く見えても、じつは不安が強いだけの人、ということになります。そして、他人とのやりとりも、不安をベースにしておこなっているのです。

第2章で、イライラで他人をコントロールし続けると、燃え尽きや怒りを招く、とお話ししましたが、それは、不安で人を操作しようとすることの結果なのです。人は不安を煽《あお》られるとそれなりに動きますが、それがいつまでも続くと燃え尽きてしまったり、自分の不安を煽る相手に怒りを蓄積させたりするのです。

また、「べき」で生きている人は、折れやすいという特徴もあります。寛大な人について103ページで見ましたが、人は寛大になるほど、自分にとっての主観的な「本来あるべき状態」が、必然としての「本来あるべき状態」に近づいていきます。ということは、寛大になるほど、自分特有の「べき」がなくなる、ということです。

考えてみれば当たり前のことですが、「べき」で生きている人は寛大ではないのです。そして、「べき」で生きている人にとって、世の中は「受け入れられない」と感じるものばかり、ということになりますから、それだけ生きていくストレスも多くなります。うつ病になりやすい人として「べき思考」が強い人が多い、と言われるのも、当然と言えるでしょう。

寛大な人ほど、現実に強い人はいません。どんな現実も受け入れることができ、柔軟に対応できるのですから、まさに「折れにくい」ということになるのです。

もちろん、寛大であるからと言ってただすべてを受け入れるだけの消極的な存在だということにはなりません。自分自身の「したい」を持ち、社会をリードしていくことも当然可能です。

寛大な人は不安で人をコントロールしませんから、本当の意味での共感と協力を引き出すことができるでしょう。また、「べき」による不安で相手を消耗させるのではなく、相手が本来持っている力を引き出しますから、その協力は持続可能なものとなります。ですから、長い目で見て、**実質的な影響を周囲に与えられるのは、「べき」で生きている人ではなく、寛大な人**なのです。

これはまさに第2章でお話しした、一対一の関係と同じことですね。イライラで相手をコントロールするのではなく「**私が困っているから助けて」と言える人のほうが、関係性に実質的な変化を起こせる**、ということです。

どんな現実に直面しても折れにくく、柔軟に対応でき、心からの協力を周囲から引き出し、実質的な成果を上げられる人こそ、本当に強い人だと言えるのではないでしょうか。

▼柔軟な人、折れない人ほど「べき」がない

おわりに

ここまでお疲れさまでした。

本書を読み終えた人は、すでにいくつかのイライラを根っこから絶っておられるかもしれません。

「イライラを手放すと損をする」という感覚のトリックに気づき、イライラを手放しても損をしないどころか、それが力強い人生の第一歩となると知るだけで、手放せるイライラもあるでしょう。「気づき」というのは、それほど大きな意味を持つものです。

また、「本来あるべき状態」と現実との違いに対して「コントロールできない感」を持ったときの感情がイライラなのですが、「本来あるべき状態」を現実に合ったものに再設定することによって、コントロール可能な範囲が広がり、事態を自分の思い通りに改善できる、ということも見てきました。「べき」を手放したほうが結果として自分の望みを実現できる、というのは新しい発見だったかもしれません。

「はじめに」で、イライラに取り組むことは生き方を変えることになる、とお話ししました。実際に、「イライラするしかない」とあきらめて生きていくのか、イライラを手放すことを真剣に考えるかは、生き方の選択と言えます。

受け入れられない現実を前にイライラするしかない、という「被害者モード」で無力な人生を過ごしていくのか？　それとも、自分が生きたい人生を力強く生き、人からも「寛大な人」と慕《した》われ、そして自分に「被害」が生じないように事態をコントロールしたり、「被害」が生じても効率的に取り戻したりすることができる、「主役」として生きていくのか？

イライラに根っこから取り組むというのは、そのような本質的な違いをつくることです。単にイライラしない人になるのではなく、主体的に人生を楽しめる人になるということなのです。

そうは言っても、現時点では「理解と実践は別」と感じておられるかもしれません。実際にその通りで、本文でもお話ししたように、これは筋肉トレーニングのようなものです。トレーニング法を知ったからといって急に大きな筋肉がつくわけではなく、日常のトレーニングがものを言います。

ただし、イライラを手放すことは、単なるきついトレーニングではなく、そのつど大きな快感をもたらしてくれるものです。そういう意味では、リラックス法、リフレッシュ法としても優《すぐ》れているのです。何回か経験すると、「もっと、もっと」と、イライラを手放す機会を求めていくことになるでしょう。

そしてさらに進むと、「そもそもイライラすること自体が疲れる」ことに心身が気づき、最初から別の選択をするようになっていくはずです。それが、「イライラしない体質」になるということです。

「べき」で自分を縛《しば》り上げ、無力化するのではなく、自分の力を感じながらのびのびとまわりともつながって生きていける。

本書が、そんな新しい生き方の第一歩となりますよう、心から祈っております。

最後になりますが、快く本書の刊行を引き受けてくださったさくら舎の古屋信吾社長、編集にご尽力いただいた猪俣久子さんに心からお礼申しあげます。

水島《みずしま》広子《ひろこ》

本作品は二〇一三年三月、永岡書店より刊行された『すべての「イライラ」を根っこから絶ち切る本』（ナガオカ文庫）を、単行本化するにあたり改題・新編集しました。

著者略歴

精神科医。慶應義塾大学医学部卒業、同大学院修了（医学博士）。慶應義塾大学医学部精神神経科勤務を経て、現在、対人関係療法専門クリニック院長、慶應義塾大学医学部非常勤講師（精神神経科）。アティテューディナル・ヒーリング・ジャパン（AHJ）代表。二〇〇〇年六月〜二〇〇五年八月、衆議院議員として児童虐待防止法の抜本的改正をはじめ数々の法案の修正に力を尽くし実現させた。
著書にはベストセラー『女子の人間関係』（サンクチュアリ出版）、『自己肯定感、持っていますか？』（大和出版）、『「心がボロボロ」がスーッとラクになる本』『プレッシャーに負けない方法』『困った悩みが消える感情整理法』（以上、さくら舎）、『自分でできる対人関係療法』（創元社）、『女に生まれてよかった。と心から思える本』（朝日新聞出版）、『「毒親」の正体』（新潮新書）などがある。

イライラを手放す生き方
――心《こころ》の強《つよ》い人《ひと》になる条件《じょうけん》

二〇一八年六月九日　第一刷発行

著者　水島広子《みずしまひろこ》
発行者　古屋信吾
発行所　株式会社さくら舎　http://www.sakurasha.com
東京都千代田区富士見一-二-一一　〒一〇二-〇〇七一
電話　営業　〇三-五二一一-六五三三　FAX　〇三-五二一一-六四八一
編集　〇三-五二一一-六四八〇
振替　〇〇一九〇-八-四〇二〇六〇

装丁　アルビレオ
装画　Bridgeman Images／アフロ（アンリ・マティス）
印刷・製本　中央精版印刷株式会社

ISBN978-4-86581-152-0